病原学阴性肺结核
诊断治疗及质量控制

中国疾病预防控制中心　中国防痨协会　组织编写

主　审　成诗明　马　屿

主　编　陈明亭　周　林　周新华

编　者（按姓氏笔画排序）

马　屿　马永成　王　磊　王　静　成诗明　刘二勇

李惠民　张　静　张修磊　陈明亭　林明贵　周　林

周新华　孟庆琳　夏　辉　高微微

人民卫生出版社

图书在版编目（CIP）数据

病原学阴性肺结核诊断治疗及质量控制／陈明亭，
周林，周新华主编. — 北京：人民卫生出版社，2020
　　ISBN 978-7-117-29871-1

　　Ⅰ．①病… 　Ⅱ．①陈… ②周… ③周… 　Ⅲ．①肺结核
–诊疗 　Ⅳ．①R521

　　中国版本图书馆 CIP 数据核字（2020）第 041214 号

人卫智网	www.ipmph.com	医学教育、学术、考试、健康，
		购书智慧智能综合服务平台
人卫官网	www.pmph.com	人卫官方资讯发布平台

病原学阴性肺结核诊断治疗及质量控制

主　　编：陈明亭　周　林　周新华
出版发行：人民卫生出版社　（中继线 010-59780011）
地　　址：北京市朝阳区潘家园南里 19 号
邮　　编：100021
E - mail：pmph @ pmph.com
购书热线：010-59787592　010-59787584　010-65264830
印　　刷：河北新华第一印刷有限责任公司
经　　销：新华书店
开　　本：787×1092　1/16　　印张：7
字　　数：170 千字
版　　次：2020 年 5 月第 1 版　2020 年 5 月第 1 版第 1 次印刷
标准书号：ISBN 978-7-117-29871-1
定　　价：34.00 元
打击盗版举报电话：010-59787491　E-mail：WQ @ pmph.com
质量问题联系电话：010-59787234　E-mail：zhiliang @ pmph.com

前　言

　　病原学阳性肺结核患者是结核病传播的主要传染源,病原学阴性肺结核患者尽管排菌量少,但也有一定传染性。很多对有关接触者的研究发现,与痰涂片阳性患者密切接触的儿童,其接触者感染率可达 29.1%~39.5%,与痰涂片阴性、培养也阴性患者密切接触的儿童,感染率为 6.5%~19.1%。对病原学阴性肺结核患者进行规范治疗,可以防止其发展成为传染源。

　　病原学阴性肺结核的正确诊断,一直是国内外专家困惑的问题,过诊、过治、漏诊、误诊的现象屡见不鲜。过诊过治,加上管理不善,可能导致耐药结核病的蔓延,误诊误治会给患者带来痛苦,甚至造成不可挽回的伤害。我国“十三五”结核病防治规划要求,登记的肺结核患者中病原学阳性率要达 50%。要实现“十三五”目标,需要我们提高肺结核患者病原学检查质量,降低病原学阴性肺结核患者过诊及误诊率。

　　为提高结核病防治人员肺结核诊断技能、规范肺结核诊断,我们组织专家编写了《病原学阴性肺结核诊断治疗及质量控制》。本书涵盖了肺结核的诊断与鉴别诊断、诊断性抗感染及抗结核治疗、病原学阴性肺结核诊断质量控制等内容。可作为工作手册供结核病防治机构和定点医疗机构诊断肺结核时使用,也可作为评价结核病定点医疗机构病原学阴性肺结核诊断质量的工具。

陈明亭　周　林　周新华

2020 年 2 月

目　录

第一章

病原学阴性肺结核概述

一、肺结核的相关概念

《肺结核诊断标准》(WS 288-2017)将肺结核分为疑似病例、临床诊断病例、确诊病例三种类型。具有病原学或病理学诊断依据的病例为确诊病例。

《结核病分类标准》(WS 196-2017)将活动性肺结核按病原学检查结果分为:涂片阳性肺结核,涂片阴性肺结核,培养阳性肺结核,培养阴性肺结核,分子生物学阳性肺结核,未痰检肺结核。

结核病病原学检查包括:

1. 涂片显微镜检查　包括萋-尼氏抗酸染色、荧光染色显微镜检查。

2. 结核分枝杆菌分离培养　包括痰标本分枝杆菌固体培养基培养、液体培养基培养。

3. 分子生物学检查　分枝杆菌核酸检测(包括脱氧核糖核酸及核糖核酸检查)。

世界卫生组织(WHO)《结核病定义和报告框架》(2013年修订版)中,结核分枝杆菌细菌学检查包括涂片显微镜检查、结核分枝杆菌分离培养、分子生物学检查。我国结核分枝杆菌细菌学检查通常指涂片显微镜检查、结核分枝杆菌分离培养。故我国细菌学检查阴性与WHO定义稍有出入。

病原学阴性肺结核指无病原学诊断依据的肺结核患者。包括无病原学和肺组织病理学诊断依据的患者,按照《肺结核诊断标准》(WS 288-2017),此类患者为临床诊断病例;无病原学诊断依据,但有肺组织病理学诊断依据的患者,按照《肺结核诊断标准》(WS 288-2017),此类患者为确诊病例。临床上绝大多数病原学阴性肺结核病例为临床诊断病例,该类患者是诊断质量控制的重点对象。

二、病原学阴性肺结核诊治现状

在各国新登记病例中,病原学阴性肺结核病例占肺结核总病例的比例为20%~80%,发达国家多低于50%,部分发展中国家其比例高达80%。2011—2018年我国登记病原学阴性肺结核病例占肺结核总病例的比例为50%~70%(图1-1)。

病原学阴性肺结核比例高的原因是:①痰液收集和检查程序不规范;②患者痰标本含菌量少,痰液内含菌5 000条/ml时,涂片阳性率(涂阳)约50%,<1 000条/ml时则下降至4%,未经治疗的2cm直径大小的肺部结节病变,其结核菌含量约100~1 000条,而同样大小的结核性空洞,菌数要高出约1万~10万倍;③肺部病灶局限,未与引流支气管相通;④临床诊断的部分病原学阴性肺结核为非活动性肺结核。

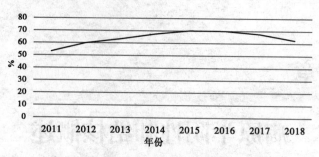

图 1-1　2011—2018 年我国病原学阴性肺结核患者登记情况

三、病原学阴性肺结核规范诊断治疗必要性

肺结核是呼吸道传染病,许多患者在接受治疗前已经造成在人群中的播散。病原学阴性肺结核患者病原学检查阴性是由于痰标本中含菌量少或结核菌暂时不能排出(引流支气管不通畅),传播的风险相对较低。研究发现,对病原学阴性肺结核病例如不予治疗,将有41%的病例在 5 年内痰菌转阳而变成传染源。规范病原学阴性肺结核患者发现,早期规范抗结核治疗,可避免其发展成为排菌(传染性)患者,对于结核病的控制具有重要意义。

第二章

病原学阴性肺结核临床表现

咳嗽和咳痰是肺结核患者最常见临床症状,其次是乏力、咯血、低热、盗汗、胸痛、食欲减退和消瘦等。活动性肺结核患者均有不同程度的临床症状,但许多患者症状表现不典型。

一、症状

(一) 呼吸系统症状

根据肺内病变轻重,可有不同程度的咳嗽、咳痰,痰的颜色多为灰白色,当合并细菌或真菌等感染时,可以咳黄色黏稠痰、臭味痰或绿痰等;部分患者可伴有胸部或背部轻度疼痛,背部疼痛较胸部疼痛更常见;当病变组织累及或侵及肺血管时,可表现为不同程度的咯血,往往咯血与病变大小和程度不成比例,如结核病变侵犯大的血管,临床上可表现为大咯血,当病变侵犯中小的血管,可表现为中小量咯血,如侵犯毛细血管则痰中带血。当有支气管结核时,咳嗽较剧,以刺激性干咳为主,持续时间较长。当肺内病变较轻时,咳嗽和咳痰症状多不明显,一般通过体检而发现。

(二) 全身症状

多数患者起病缓慢,部分患者症状隐匿;全身症状与病情轻重密切相关,早期局灶性肺内病灶,可无全身中毒症状。当病变进展,可有午后间断低热(37.5℃左右)、盗汗、疲乏、食欲减退和体重减轻,女性患者可伴有月经失调或闭经等。少数患者起病急剧,特别是在急性血行播散性肺结核、干酪性肺炎、阻塞性肺不张以及结核性胸膜炎时,多伴有中、高度发热或头痛等。儿童可表现为发育迟缓。当有全身中毒症状出现时,要特别注意有无合并肺外结核病。

部分患者因病变轻微可无咳嗽和咳痰,而仅有午后间断低热(37.5℃左右),有时伴有乏力,休息后好转,劳累后可反复;有的患者以盗汗为主要表现,个别患者可有体重减轻或易感冒。女性患者可有月经不调。

病原学阴性肺结核的症状多与肺内病变大小和程度密切相关,发现越早,病变范围越小,症状多不明显或症状轻微。有时仅有轻咳,少痰或无痰,患者自己没有意识到这是患病症状而往往被忽略,导致延误诊治。

(三) 肺结核不同分型临床症状

1. 原发性肺结核 肺内原发灶、淋巴管炎和肺门淋巴结肿大。早期可无明显症状,或仅有轻咳、乏力和间断低热等症状,当肺门淋巴结肿大破溃入气管和支气管可引起相应症状,如患侧呼吸音减低等。当肺门淋巴结肿大侵犯胸壁,可见胸骨旁有局限性凸起,多为寒性脓肿。

2. 血行播散性肺结核　急性血行播散性肺结核在早期肺尚未出现粟粒性阴影时不易发现,一般在高热 2~3 周后,胸部 X 线检查才可显示出粟粒性阴影。急性粟粒性肺结核,早期可有不同程度的发热,患者除了发热和乏力外可无其他明显症状。双肺亦可无明显体征。

3. 继发性肺结核　分多种类型,部分患者有轻度背疼或胸痛,一般与肺结核病变累及胸膜有关。

(1)局灶性肺结核(包括锁骨下浸润病变或较小空洞性肺结核)或结核球可无症状或症状轻微。

(2)干酪性肺炎,可有明显的咳嗽、咳痰、乏力和发热,体温可达 38℃ 以上,临床症状较重,即使在抗结核治疗下仍可持续发热,部分患者发热时间长达 2 个多月。

(3)肺不张,可有轻咳,少痰,也可无症状体检发现,当合并其他细菌感染时,可有高热,体温可达 39℃ 以上。早期肺不张高热时痰查结核菌多阴性,抗炎后再查痰可以阳性。

(4)损毁肺,可有咳嗽、咳痰或消瘦,气管向患侧移位,患侧胸廓塌陷,肋间隙变窄,健侧胸廓饱满,肋间隙增宽等相应体征。个别患者无咳嗽和咳痰,仅有消瘦。

4. 气管和支气管结核

(1)以刺激性干咳为主,可有白色黏液痰,继而多为阵发性剧烈咳嗽,持续时间较长,痰量增多,当合并感染时,可咳黄色脓性痰。

(2)部分患者痰中带血或少量咯血。

(3)严重者可有阵发性呼吸困难,可见三凹征。

(4)听诊:当患侧支气管有坏死物不完全阻塞时,可致患侧呼吸音减低。

(5)喘鸣:由支气管器质性狭窄引起,为持续性。

(6)全身结核中毒症状轻重不等,可以有低热。

5. 结核性胸膜炎　患侧多有胸痛,与深呼吸及咳嗽等有关。随着胸腔积液的增多,胸痛可消失,而逐渐表现为呼吸困难,但当胸腔积液减少时胸痛又可再发,这与胸膜粘连有关。多数患者可以发热(37~38℃),也有少数患者无胸痛和发热症状,通过体检发现胸腔积液。

按结核性胸膜炎病理变化及其发展不同阶段的临床特点,将结核性胸膜炎分为干性胸膜炎、渗出性胸膜炎和结核性脓胸,其临床表现各异。

(1)干性胸膜炎:是结核性胸膜炎的早期表现,胸膜下肺病变破裂,干酪样物质破入胸腔而发生胸膜结核病。此时胸膜炎的范围不大,炎症反应不重,仅局部充血、水肿,少量纤维蛋白渗出,多见于肺尖,其次为肺下部,症状轻重不一,多数患者发病缓慢,没有或有很少症状,常可自愈。少数患者起病急,最典型的症状是局部针刺样胸痛,少数患者可表现为胸部剧痛,深吸气和咳嗽时明显加重。多伴有不同程度发热,多为中度发热,午后明显。发热与胸膜炎症反应伴局部渗出有关。以干咳为主,引起咳嗽的原因可能为炎症刺激胸膜神经而引起反射性咳嗽或胸液压迫肺的气管和支气管,气管壁受刺激所致。

(2)渗出性胸膜炎:在干性胸膜炎基础上,当机体免疫力低,迟发性超敏反应过高,炎症反应加重且范围扩大,表现胸膜广泛充血、水肿、大量炎性产物渗出,发展为渗出性胸膜炎。多发生在单侧,一般为浆液性,偶见血性或脓性。按其发生部位可分为不同部位的胸膜炎。

典型渗出性胸膜炎起病多较急,有中度或高度发热,伴乏力、盗汗等结核中毒症状。发病初有干咳、胸痛,尤以深吸气或打喷嚏时明显,随着胸腔积液的出现和增多,胸疼逐渐缓解,继而逐渐出现胸闷和呼吸困难,当胸腔积液在抗结核治疗被吸收后又可再次出现胸疼,为脏壁层胸膜摩擦所致。

不典型的渗出性胸膜炎包括：肺底积液、包裹性积液、叶间积液。此外更为少见的还有：纵隔胸膜炎、肺尖胸膜炎。患者可无明显的发热和胸痛等结核中毒症状，多数患者体检发现胸腔积液。

(3)结核性脓胸：胸膜较大的结核病变可破裂入胸膜腔，可导致伴有或不伴有支气管胸膜瘘的结核性脓胸，根据其发生经过和病程不同，可分为急性脓胸和慢性脓胸。根据胸膜受累范围又可分为脓胸、局限性脓胸和分房性脓胸。

结核性脓胸多起病缓慢，有结核中毒症状，如午后低热、盗汗、乏力、食欲减退、消瘦、咳嗽、咳痰、胸疼等不适。部分患者可有杵状指。当有大量积液（或脓）可有呼吸困难。当有支气管胸膜瘘形成可咳大量脓痰，与体位变化有关，一般卧位明显。

其他系统表现：少数患者还可伴有结核变态反应引起的过敏表现，包括：结节性红斑、疱疹性结膜炎和结核性风湿症等。儿童还可表现为发育迟缓等。当肺结核合并肺外结核时，还可表现为肺外器官相应症状。

不同类型肺结核胸部和全身症状，见表2-1。

表2-1 不同类型肺结核胸部和全身症状

肺结核分型	胸部症状	全身症状
1. 原发性肺结核	肺部病变较小时，可无任何症状；当病变累及气管或支气管或纵隔可有咳嗽和咳痰	有结核中毒症状时，注意肺外有无结核
2. 血行播散性肺结核	一般发热2~3周后肺内出现粟粒样阴影，个别有低热或不发热者，早期咳嗽，痰少	注意有无并发脑结核，脑磁共振可帮助发现
3. 继发性肺结核	多有咳嗽、咳痰，合并感染有黄稠痰等。部分肺不张或损毁肺可无症状或症状轻微，可仅有轻度咳嗽，而被忽略	结核中毒症状明显，阻塞性炎症可有发热，为高热，可伴有乏力、消瘦
4. 气管、支气管结核	根据病变侵犯气管和支气管的程度，有不同程度咳嗽和咳痰，多以干咳为主	严重者有结核中毒症状，其他不明显
5. 结核性胸膜炎	早期患侧胸痛，随后胸痛缓解，继而出现胸闷、气短，好转时患侧胸痛再发	可有结核中毒症状，个别可无症状，体检发现

二、体征

早期肺部病变范围小，病变轻，全身体征和肺部体征多不明显，少数患者可有间断或持续午后低热，体重减轻；如合并支气管淋巴瘘形成并破入支气管，阻塞气道或支气管结核导致气管或支气管狭窄，可伴有气喘和呼吸困难，可见呼吸三凹征，听诊可闻及喘鸣音。当病变为大叶性干酪性肺炎时，局部叩诊呈浊音，听诊可闻及管状呼吸音，有空洞合并感染或合并支气管扩张时，可闻及干或湿性啰音。

患者延误诊治时间较长者或合并一侧肺不张或一侧损毁肺时，可表现气管向患侧移位，患侧胸廓塌陷、肋间隙变窄、叩诊为浊音或实音、听诊呼吸音减弱或消失。健侧胸廓饱满、肋间隙增宽、叩诊为过清音等。

当病情严重时，患者除呼吸系统体征外，还可表现面色萎黄，结膜、甲床和皮肤苍白，消瘦等相应部位体征。

当肺结核合并结核性胸膜炎时,早期于患侧可闻及胸膜摩擦音,随着胸腔积液的增加,患侧胸廓饱满,肋间隙增宽,气管向健侧移位,患侧叩诊呈浊音至实音,听诊呼吸音减弱至消失。当积液吸收后,若有胸膜增厚、粘连,则气管向患侧移位,患侧胸廓可塌陷,肋间隙变窄、呼吸运动受限,叩诊为浊音,听诊呼吸音减弱等(表2-2)。

表2-2 肺结核不同类型的胸部和全身体征

肺结核分型	胸部体征	全身体征
1. 原发性肺结核	在病变小时无体征,当肺门淋巴结破溃入气管或支气管,致肺不张,患侧呼吸音减低	低烧和盗汗,注意有无肺外结核
2. 血行播散性肺结核	早期肺部无体征,晚期呼吸三凹征,注意检查肺外有无结核,如无症状脑结核、肝脾结核等	可有结核中毒症状,多发热,80%有脑结核可能
3. 继发性肺结核	当病变轻如局灶性结核或结核瘤多无体征。患侧肺呼吸音减低,合并感染有啰音。合并感染,阻塞性炎症,患侧呼吸音减低,患侧胸廓塌陷,肋间隙变窄,呼吸音明显减低等。健侧胸廓饱满,肋间隙增宽,叩诊过清音等	中等度发热、高热39℃以上。无合并感染时,一般不发热,可有消瘦
4. 气管、支气管结核	可有患侧呼吸音减低或呼吸音增粗或喘鸣	严重者有结核中毒症状和呼吸三凹征,其他不明显
5. 结核性胸膜炎	大量胸腔积液时,气管可向健侧移位,患侧局部语颤减弱,叩诊浊音或实音,呼吸音减低或消失	多有发热,少部分不发热,可有盗汗,乏力等

第三章

结核病实验室检查

结核病实验室检查包括细菌学检查如痰涂片镜检和分离培养、结核分枝杆菌核酸检查以及免疫学检查方法。其中细菌学检查和结核分枝杆菌核酸检查均属病原学检查方法。痰涂片检查简便、快速,但阳性率低。分离培养灵敏度高,但结果报告周期长。结核分枝杆菌核酸检查灵敏度较高,且在数小时内报告结果。

免疫学检测技术是结核病的辅助检查手段之一,包括结核菌素皮肤试验、结核抗体测定和γ-干扰素释放试验等。目前常用的抗体测定方法主要有酶联免疫吸附测定试验、免疫层析试验、免疫印迹试验、蛋白芯片等血清抗体检测方法。γ-干扰素释放试验为体外测定结核菌抗原刺激诱发的 T 淋巴细胞分泌 γ-干扰素的方法。目前免疫学检查结果仅能作为结核病诊断辅助参考。开展免疫学检查的实验室严格按照试剂盒产品说明进行试验、判断和报告结果。

一、痰标本采集、储存及运送

痰标本的采集、储存和运送任一环节的质量对于最终检测方法的实施和结果的准确性均有重要的影响,应予高度重视,严格按照要求实施。

(一) 痰标本采集

(1)痰标本采集时间:每位肺结核可疑症状者均应按照要求采集 3 份痰标本,根据痰标本采集的时间,可将标本分为 3 类:

1)即时痰:就诊时深呼吸后咳出的痰液;

2)晨痰:患者晨起立即用清水漱口后咳出的第 2 口、第 3 口痰液;

3)夜间痰:送痰前 1 日患者晚间咳出的痰液。

(2)痰标本采集方法:对肺结核可疑症状者,临床医护人员应通过解释,使其充分了解痰标本质量对检查结果的影响,解释合格痰标本的性状,示范并指导其掌握从肺部深处咳痰的方法,告知患者采集痰标本时避免接触痰盒的内壁和盖子。如患者识字,可提供宣教材料。亦可提供或反复播放痰标本采集的小视频。

痰标本采集步骤:

1)痰标本采集前首先用清水漱口两次;

2)深呼吸 3 次,并屏住呼吸片刻,从肺深部剧烈咳嗽同时呼气;

3)将痰标本小心收集入痰盒内,手不要接触痰盒内壁和盖子,避免痰液泄漏到痰盒外部。具体步骤见图 3-1。

如确实咳不出痰,可以尝试在运动(如慢跑、爬楼梯)后进行 ,或在采集痰标本前轻拍后

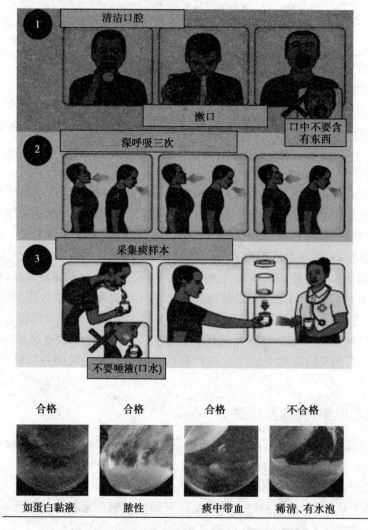

图 3-1 痰标本采集流程及合格痰标本示意图

背帮助咳痰。也可采用高渗盐水诱导痰或收集清晨胃液标本,或采用支气管镜采集支气管灌洗液标本。婴幼儿、儿童鉴于无法采集痰标本或支气管灌洗液,推荐采用胃液标本,通过胃灌洗吸出咽下去的痰液。

注意事项:医生、护士或实验室人员一定要告知患者如何采集痰标本及采集合格痰标本的重要意义,宣教对于患者采集合格性状及足够数量的痰标本有非常重要的作用。

(3)留痰场所:由于患者咳嗽、咳痰时,易产生含有结核菌的飞沫,感染周边人群的概率较高,故采集痰标本时应在远离人群的开放空间进行,或在通风良好的留痰室内进行。留痰室应与其他场所进行物理隔离,装备外排风装置、紫外线灯和洗手设施等。

(4)痰标本质量评估:患者留取的痰标本,应由检验人员或经培训的专人目视检查标本质量(特别是用于初次诊断的痰标本)。合格的痰标本一般为干酪痰、褐色血痰或含少量新鲜血液的血痰、黏液痰,标本量至少 3ml。

除肉眼观察外观了解标本质量外,还可通过痰涂片细胞学检查判断,镜下显示检出鳞状上皮细胞数>25 个/低倍视野为不合格痰标本,鳞状上皮细胞数<10 个/低倍视野,白细胞数>25 个/低倍视野为合格痰标本。

痰标本质量不合格时,实验室应拒收,并通知临床医生或护士进一步指导患者留痰方法并重新送检。若确实无法留取合格痰标本,应在进行细菌学检查时,在登记本和检验报告单标明痰标本不合格,以供分析结果时参考。

痰标本质量评估不合格时应从以下几方面进行分析:

1)患者因素:由于医护人员宣教少或不到位,患者不了解痰检的重要性或未掌握正确的痰标本采集方法,或者确实由于某些原因留痰困难造成痰少;

2)医护人员因素:医护人员责任心差,不重视或未开展对患者痰标本采集宣教指导,自身不了解或缺乏痰标本采集的相关方法和知识,未给患者及时发放采集容器;

3)其他:医生或护士与实验室无沟通协调机制,无痰标本采集质量评估和检查,送检不及时。

（二）痰标本储存

即时痰采集后立即送检,夜间痰和晨痰采集后推荐置于 2~8℃冰箱临时保存,并尽快送至实验室检测。实验室收到标本后,应及时开展各种实验室检测,如不能及时检测,须将痰标本储存于 2~8℃冰箱暂时保存,防止痰液干涸或污染,其中开展痰涂片镜检时标本采集到结果报告时间为 24 小时内,分离培养时标本采集到接种时间间隔不能超过 7 天。开展结核分枝杆菌分子生物学检查应尽量在 7 天内完成,若确实无法在 7 日内完成,可将痰标本放置于-20℃直至进行检测。

（三）痰标本运输

如本实验室内没有开展相关检测的条件,需要运送标本至其他实验室时,建议每周至少运送两次,若确实因距离遥远无法及时运送痰标本时,应将痰标本放置于-20℃冰箱保存直至运送至开展相关检测的实验室。

采集后无论运送距离远近都应按要求进行三层包装和标识。痰标本运送应按照国家相关生物安全要求进行,并使用适宜的制冷剂,将每份痰标本放置于一个可密封的塑料袋内,或者将痰盒直立放置于架子上,由经过培训的人员专人专车运送,确保对运送者、公众及接收实验室人员的安全。

二、痰涂片镜检

痰涂片镜检包括萋-尼氏染色镜检方法和荧光染色方法,用于检测痰标本中存在的抗酸杆菌。初诊患者应收集三份痰标本进行痰涂片镜检。

（一）操作步骤

1. 痰涂片的制备

(1)用于痰涂片检查的载玻片要求

1)一张载玻片上只能涂抹一份痰标本。

2)使用一端有磨砂面的无划痕新玻片,经 95% 乙醇擦拭(或浸泡)脱脂或使用脱脂的载玻片,在玻片一端的 1/3 处用 2B 铅笔注明实验室序号及标本序号。

(2)制备涂片

1)在生物安全柜内小心打开承载痰标本的容器,防止产生气溶胶或使标本外溢。

2)仔细观察标本,使用折断的竹签茬端,挑取痰标本中干酪样、脓样或可疑部分约 0.05~0.1ml,于玻片正面右侧 2/3 处,均匀涂抹成 10mm×20mm 卵圆形痰膜。痰膜朝上静置,自然干燥后(一般约需要 30 分钟)进行染色镜检。

3)涂抹完毕后的痰标本,在结果报告前应暂时保留。

4)为保证检验人员的安全,严禁在涂抹痰标本的同时,对载玻片进行加热。

2. 姜-尼氏染色法

(1)涂片自然干燥后,放置在染色架上,玻片间距保持 10mm 以上,火焰固定(在 5 秒内将玻片置于火焰上烤 4 次)。

(2)滴加石炭酸复红染液盖满玻片,火焰加热至出现蒸汽后脱离火焰,保持染色 5 分钟。染色期间应始终保持痰膜被染色液覆盖,必要时可续加染色液。加温时勿使染色液沸腾。

(3)流水自玻片一端轻缓冲洗,冲去染色液,沥去标本上剩余的水。

(4)自痰膜上端外缘滴加脱色剂布满痰膜,脱色 1 分钟。如有必要,须流水洗去脱色液后,再次脱色至痰膜无可视红色为止。

(5)流水自玻片一端轻缓冲洗,冲去脱色液,沥去玻片上剩余的水。

(6)滴加亚甲蓝复染液,染色 30 秒。

(7)流水自玻片一端轻缓冲洗,冲去复染液,然后沥去标本上剩余的水,待玻片干燥后镜检。

(8)染色合格的玻片,由于被亚甲蓝染色而呈亮蓝色。将染色后的玻片放置在报纸上,若透过痰膜不能分辨报纸上的文字,则表明该玻片涂抹过厚。

3. 荧光染色法

(1)涂片自然干燥后,放置在染色架上,玻片间距保持 10mm 以上。火焰固定(在 5 秒内将玻片置于火焰上烤 4 次)。

(2)滴加金胺 O 荧光染色剂盖满玻片,染色 10~15 分钟。流水自玻片一端轻缓冲洗,洗去染色液,沥去玻片上剩余的水。

(3)痰膜上端外缘滴加脱色剂,盖满玻片,脱色 3 分钟或至无色,流水自玻片一端轻洗,洗去脱色剂。

(4)加复染剂复染 1 分钟,沥去复染液,流水自玻片一端轻洗,自然干燥后镜检。

4. 镜检

(1)姜-尼氏染色法:使用 10×目镜的双目显微镜读片。取染色完毕且已干燥的玻片,痰膜向上放置在玻片台上并以卡尺固定。首先使用 40×物镜,转动卡尺移动玻片至痰膜左端,将光线调节至适当亮度,调节焦距至可见细胞形态;移开 40×物镜,在玻片上滴 1~2 滴镜油,使用 100×油镜进行细致观察。

(2)荧光染色法:玻片放置在玻片台上并以卡尺固定后,首先以 10×目镜、20×物镜进行镜检,发现疑为抗酸杆菌的荧光杆状物质,使用 40×物镜确认。在暗背景下,抗酸杆菌发出黄色荧光,呈杆状略弯曲。

(二)操作注意事项

1. 试剂质量的确认　对于自己配制或商品化的染色试剂均要监测染色液的质量,每次制备或购买一批新的染色液之后,须使用未经染色的已知阳性和阴性涂片进行染色、镜检,并记录结果。并在效期内使用,严禁使用过期的染色试剂。

2. 痰膜制备 选取痰标本中脓性、干酪性部分制备痰膜(图3-2)。

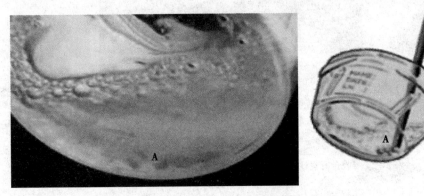

图3-2 选取痰标本中脓性、干酪性部分(A点显示部位)

制备适宜厚度的痰膜,将已涂抹痰膜并干燥的玻片放置在报纸上,若透过痰膜不能分辨报纸上的5号字则表明该玻片涂抹过厚,若透过痰膜能够非常清晰地辨别报纸上的字则表明痰膜涂抹过薄(图3-3)。

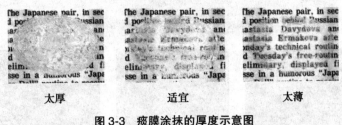

太厚   适宜   太薄

图3-3 痰膜涂抹的厚度示意图

3. 染色 萋-尼氏染色要进行热染,相比冷染可以提高阳性检出率。

要保证足够的染色时间,萋-尼氏染色方法初染液加热出现蒸汽后保持5分钟,荧光染色方法初染液染色至少15分钟。

每批染色时要加入1张阳性和1张阴性涂片作为质控片对染色过程及染色剂进行质量控制。

萋-尼氏染色镜检的涂片肉眼观察染色后的痰膜应呈均匀亮蓝色,无红色斑块(见图3-4)。荧光染色涂片呈黄色。

4. 镜检 确保显微镜的功能正常。

按照结果报告标准仔细观察足够的视野数,萋-尼氏染色方法镜检时,首先应从左向右观察相邻的视野。当玻片移动至痰膜一端时,纵向向下转换一个视野,然后从右向左观察,依此类推。

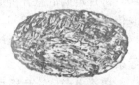

图3-4 萋-尼氏染色后呈均匀亮蓝色

通常20mm的痰膜,使用100×油镜,每行可观察约100个视野。仔细观察完300个视野,一般需要5分钟以上。报告1+时至少观察300个视野,报告2+时至少观察100个视野,报告3+、4+时至少观察50个视野。荧光染色方法镜检报告阴性、实际条数、1+、2+至少观察50个视野,3+及以上的阳性结果至少观察20个视野。

镜下寻找含有大量炎性细胞存在的区域,若仅观察到含有上皮细胞的区域往往不能检出抗酸菌(图3-5)。

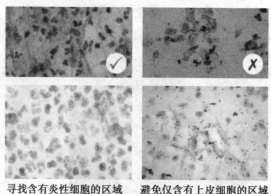

寻找含有炎性细胞的区域　　避免仅含有上皮细胞的区域

视野-1

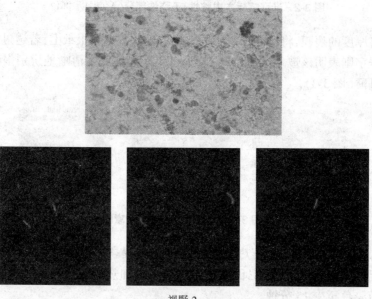

视野-2

图 3-5　痰涂片镜检镜下视野

（三）监控质量指标

每月定期汇总分析反映痰涂片镜检工作的质量指标，连续监测各指标，指标值出现明显变化应立即查询原因，并尽快解决（图 3-6、图 3-7）。

痰涂片镜检质量指标包括初诊患者痰涂片镜检阳性率、初诊患者涂片中低阳性级别（实际条数/300 视野、1+）结果比例、随访患者痰涂片镜检阳性率、痰涂片镜检周转时间等。

初诊患者痰涂片镜检阳性率 = 初诊患者痰涂片镜检阳性片数量/初诊患者痰涂片镜检片总数量

初诊患者涂片中低阳性级别结果比例 = 初诊患者低阳性级别（实际条数/300 视野、1+）结果的痰涂片数量/初诊患者阳性痰涂片总数量

随访患者痰涂片镜检阳性率 = 随访患者痰涂片镜检阳性片数量/随访患者痰涂片镜检片总数量

痰涂片镜检周转时间 = 自实验室收到痰标本后至实验室报告痰涂片镜检结果的时间间隔

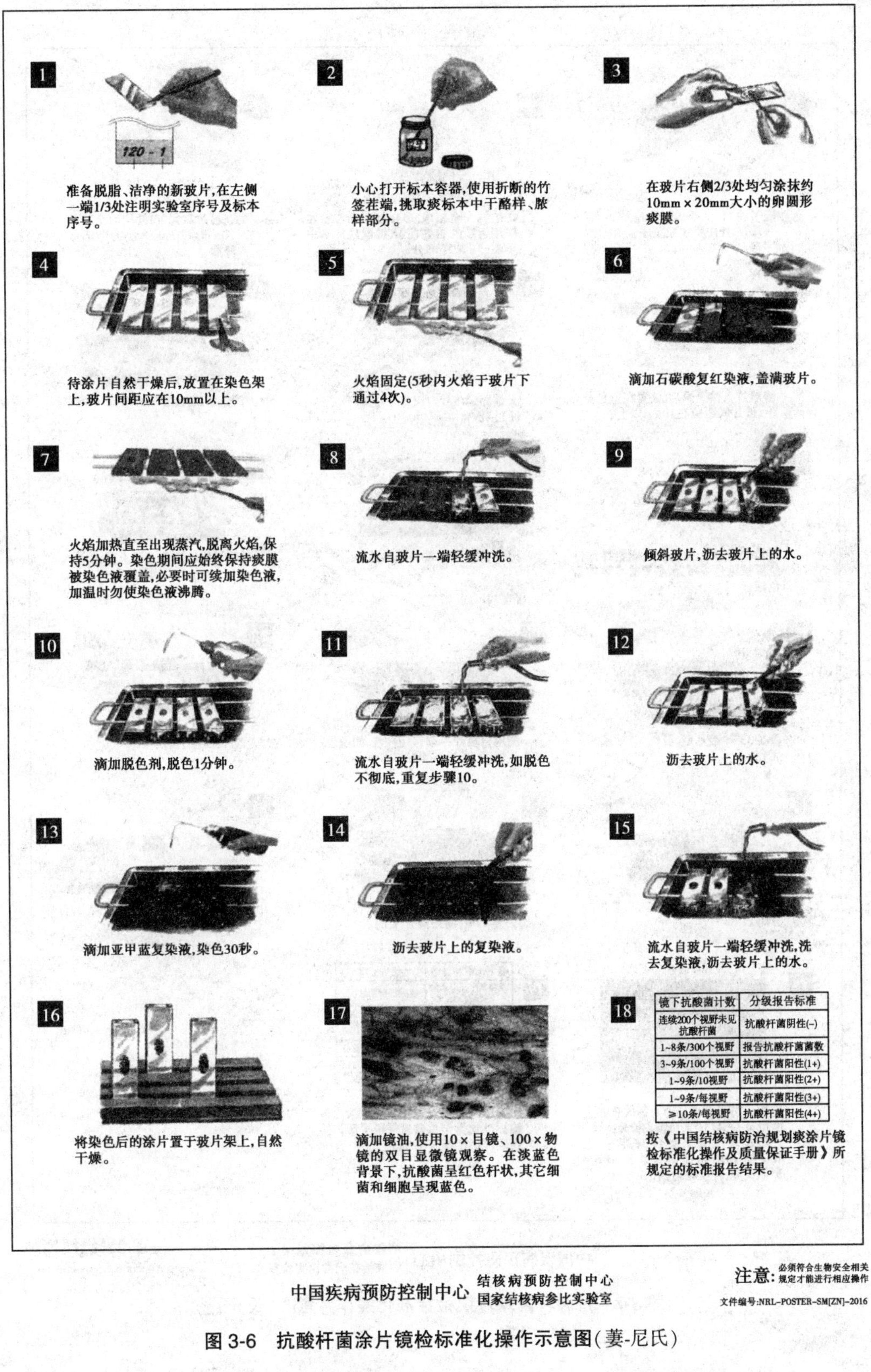

1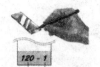
准备脱脂、洁净的新玻片,在左侧一端1/3处注明实验室序号及标本序号。

2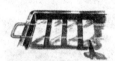
小心打开标本容器,使用折断的竹签茬端,挑取痰标本中干酪样、脓样部分。

3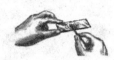
在玻片右侧2/3处均匀涂抹约10mm×20mm大小的卵圆形痰膜。

4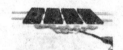
待涂片自然干燥后,放置在染色架上,玻片间距应在10mm以上。

5
火焰固定(5秒内火焰于玻片下通过4次)。

6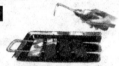
滴加石碳酸复红染液,盖满玻片。

7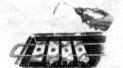
火焰加热直至出现蒸汽,脱离火焰,保持5分钟。染色期间应始终保持痰膜被染色液覆盖,必要时可续加染色液,加温时勿使染色液沸腾。

8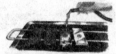
流水自玻片一端轻缓冲洗。

9 倾斜玻片,沥去玻片上的水。

10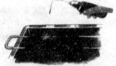
滴加脱色剂,脱色1分钟。

11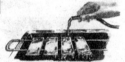
流水自玻片一端轻缓冲洗,如脱色不彻底,重复步骤10。

12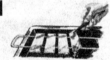
沥去玻片上的水。

13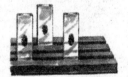
滴加亚甲蓝复染液,染色30秒。

14
沥去玻片上的复染液。

15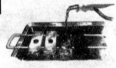
流水自玻片一端轻缓冲洗,洗去复染液,沥去玻片上的水。

16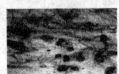
将染色后的涂片置于玻片架上,自然干燥。

17
滴加镜油,使用10×目镜、100×物镜的双目显微镜观察。在淡蓝色背景下,抗酸菌呈红色杆状,其它细菌和细胞呈现蓝色。

18

镜下抗酸菌计数	分级报告标准
连续200个视野未见抗酸杆菌	抗酸杆菌阴性(-)
1~8条/300个视野	报告抗酸杆菌菌数
3~9条/100个视野	抗酸杆菌阳性(1+)
1~9条/10视野	抗酸杆菌阳性(2+)
≥1~9条/每视野	抗酸杆菌阳性(3+)
≥10条/每视野	抗酸杆菌阳性(4+)

按《中国结核病防治规划痰涂片镜检标准化操作及质量保证手册》所规定的标准报告结果。

中国疾病预防控制中心 结核病预防控制中心
国家结核病参比实验室

注意:必须符合生物安全相关规定才能进行相应操作

文件编号:NRL-POSTER-SM[ZN]-2016

图3-6 抗酸杆菌涂片镜检标准化操作示意图(萋-尼氏)

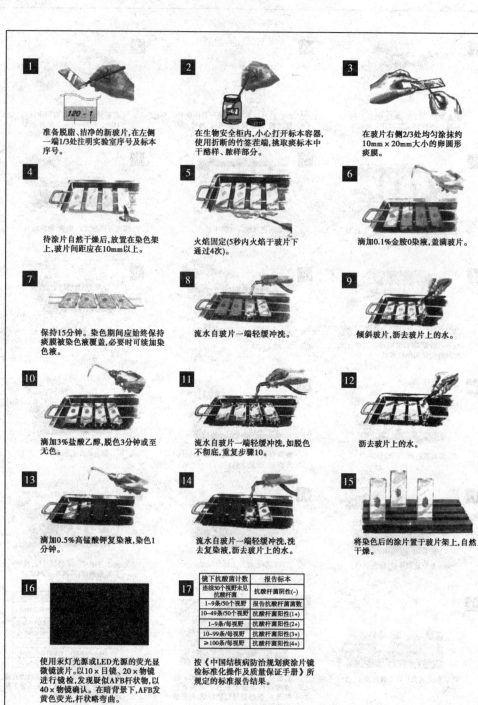

1　准备脱脂、洁净的新玻片,在左侧一端1/3处注明实验室序号及标本序号。

2　在生物安全柜内,小心打开标本容器,使用折断的竹签茬端,挑取痰标本中干酪样、脓样部分。

3　在玻片右侧2/3处均匀涂抹约10mm×20mm大小的卵圆形痰膜。

4　待涂片自然干燥后,放置在染色架上,玻片间距应在10mm以上。

5　火焰固定(5秒内火焰于玻片下通过4次)。

6　滴加0.1%金胺O染液,盖满玻片。

7　保持15分钟。染色期间应始终保持痰膜被染色液覆盖,必要时可续加染色液。

8　流水自玻片一端轻缓冲洗。

9　倾斜玻片,沥去玻片上的水。

10　滴加3%盐酸乙醇,脱色3分钟或至无色。

11　流水自玻片一端轻缓冲洗,如脱色不彻底,重复步骤10。

12　沥去玻片上的水。

13　滴加0.5%高锰酸钾复染液,染色1分钟。

14　流水自玻片一端轻缓冲洗,洗去复染液,沥去玻片上的水。

15　将染色后的涂片置于玻片架上,自然干燥。

16　使用汞灯光源或LED光源的荧光显微镜读片,以10×目镜、20×物镜进行镜检,发现疑似AFB杆状物,以40×物镜确认。在暗背景下,AFB发黄色荧光,杆状略弯曲。

17

镜下抗酸菌计数	报告标本
连续50个视野未见抗酸杆菌	抗酸杆菌阴性(-)
1~9条/50个视野	报告抗酸杆菌菌数
10~49条/50个视野	抗酸杆菌阳性(1+)
1~9条/每视野	抗酸杆菌阳性(2+)
10~99条/每视野	抗酸杆菌阳性(3+)
≥100条/每视野	抗酸杆菌阳性(4+)

按《中国结核病防治规划痰涂片镜检标准化操作及质量保证手册》所规定的标准报告结果。

中国疾病预防控制中心　结核病预防控制中心　国家结核病参比实验室

注意:必须符合生物安全相关规定才能进行相应操作

文件编号:NRL-POSTER-SM(FM)-2016

图3-7　抗酸杆菌涂片镜检标准化操作示意图(荧光)

三、分枝杆菌分离培养

分枝杆菌分离培养包括固体培养和液体培养方法,用于分离检测分支杆菌。固体培养是我国基层目前使用最多的方法,下述将主要针对简单法固体培养进行描述(图 3-8),液体分离培养方法须严格按照厂家说明进行(图 3-9)。分枝杆菌分离培养应选择 2 份痰标本进行分离培养。

(一) 操作步骤(简单法)

1. 标本前处理和接种

(1)对照标记的患者姓名,在生物安全柜内将约 1~2ml 标本转移至相应前处理管中,旋紧痰标本容器螺旋盖。

(2)视标本性状,将 1~2 倍的 4% NaOH 溶液加入前处理管中,旋紧处理管螺旋盖,立即开始计时 15 分钟。

(3)在生物安全柜内,将处理管在涡旋振荡器上涡旋振荡 30 秒直至痰标本充分液化。

(4)将前处理管置于试管架内,置于生物安全柜内,室温静置,直至 15 分钟计时结束。

(5)拧开罗氏培养管螺旋盖,检查培养基斜面底部的凝固水,如果凝固水过多,则沿着斜面相对的一面的培养管内壁,将凝固水弃去。

(6)用无菌吸管吸取前处理后的痰标本,保持培养基斜面水平,均匀接种至酸性罗氏培养基斜面上,每支培养基接种 0.1~0.15ml(约 2~3 滴),接种时第一滴液体接种至斜面中部,第二滴接种到培养基上部(距离培养基顶端 1cm 处),旋紧培养管螺旋盖,轻轻转动并放低培养管底部,使接种的液体均匀地在斜面上铺开。

2. 孵育

(1)将培养基放置在斜面放置架上,保持培养基斜面水平向上。

(2)连同斜面放置架将培养管置于恒温培养箱内,(36±1)℃孵育。

(3)待 24 小时后,直立放置培养管,(36±1)℃条件下继续孵育。

3. 结果判读 接种后第 3 日和第 7 日观察培养情况,此后每周观察一次,直至第 8 周末。每次观察后要在培养结果记录本上记录观察结果。

(二) 操作步骤(液体法)

1. 准备培养管

(1)拿出 MGIT 7ml 生长指示管、生长添加剂、PANTA,检查 MGIT 生长指示管有无破损及污染(管中液体出现浑浊)。

(2)将 MGIT PANTA 与 15ml MGIT 生长添加剂重新混合。

注意:该混合物在 2~8℃可稳定保存 7 天。在保存前贴上标签,包括内容物、配制时间、有效期及配制人信息。若 7 天内不能用完,可当时分装,置于-20℃以下的温度,保存 6 个月。

(3)在生长指示管上标记标本编号。

(4)用移液枪在每个 MGIT 管内添加溶解后的 0.8ml PANTA/生长添加剂混合物,注意操作不要污染管,盖紧 MGIT 管。

2. 标本前处理和接种

(1)对照标记的患者姓名,在生物安全柜内将约 1~2ml 标本转移至相应前处理管中,旋紧痰标本容器螺旋盖。

15

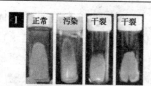

1　将培养基从冷藏环境取出,检查培养基,如发现污染或干裂则弃去不用。

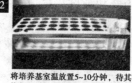

2　将培养基室温放置5~10分钟,待其恢复至室温后使用。

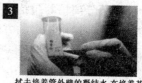

3　拭去培养管外壁的凝结水,在培养基斜面的背面标记试验序号,患者姓名,接种日期。

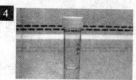

4　取无菌的前处理管,标记患者姓名。

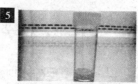

5　在生物安全柜内,用无菌吸管吸取痰标本1~3ml。加入至前处理管中。

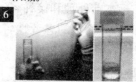

6　视痰标本性状加1~2倍体积4%NaOH溶液,并开始计时15分钟。

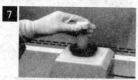

7　涡旋振荡30~60秒。

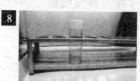

8　室温静置,直至15分钟计时结束。(如果标本较多应分批处理,保证氢氧化钠处理时间不超过20分钟)。

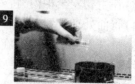

9　检查培养基的凝固水,如果凝固水过多,则沿培养壁去凝固水,避免凝固水流经斜面。

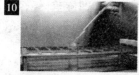

10　用无菌吸管吸取经过前处理的痰标本。

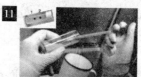

11　接种0.1ml于培养基斜面,尽可能将标本铺满斜面。每份标本接种两支培养基。

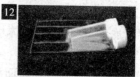

12　拧紧培养管管盖,放在斜面架上,保持斜面水平向上,在培养箱37℃中培养24小时。

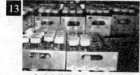

13　24小时后,将培养基竖直放置,继续培养。

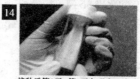

14　接种后第3天、第7天各观察一次,如有菌落生长,则进行涂片镜检以鉴别污染或速生分枝杆菌。以后每周观察一次,并记录结果。

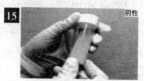

15　至第8周末,仍无菌落生长;可报分枝杆菌培养阴性。

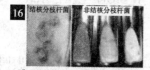

16　典型的结核分枝杆菌菌落形态为淡黄色、菜花样、粗糙、干燥、不透明。非结核分枝杆菌菌落形态不一,有的与结核分枝杆菌相似,有的呈黄色、湿润、光滑。

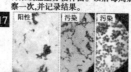

17　如果不能区分杂菌污染和非结核分枝杆菌,应进行涂片抗酸菌染色镜检,如果镜检结果为非抗酸菌,则报告污染(如果培养实验室仅承担菌株分离任务,则不需要在培养实验室涂片确认)。

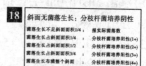

18　斜面生无菌落生长:分枝杆菌培养阴性

菌落生长不足斜面面积1/4	报实际菌落数
菌落生长占斜面面积1/4	分枝杆菌培养阳性(1+)
菌落生长占斜面面积1/2	分枝杆菌培养阳性(2+)
菌落生长占斜面面积3/4	分枝杆菌培养阳性(3+)
菌落生长布满整个斜面	分枝杆菌培养阳性(4+)

按以上标准进行结果报告。

中国疾病预防控制中心　结核病预防控制中心　国家结核病参比实验室

注意:　必须符合生物安全相关规定才能进行相应操作
文件编号:NRL-POSTER-CUL(S)-2016

图3-8　分枝杆菌固体培养试验标准化操作示意图(简单法)

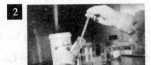

1 遵照生物安全柜分区原则:洁净区、工作区和污染区,放置实验用品。

洁净区
工作区
污染区

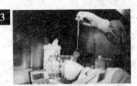

2 在生物安全柜内,用无菌吸管吸取痰标本1~3ml至50ml离心管。

3 视痰标本性状加等倍体积NALC-NaOH混合溶液,并开始计时15分钟。

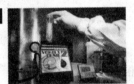

4 液化痰标本:在漩涡振荡器上轻度震荡10~20秒。若液化不完全可适当延长震荡时间直至痰标本充分液化。

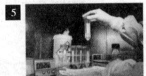

5 室温静置,直至计时15分钟结束。

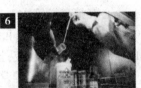

6 在生物安全柜中打开离心管螺旋盖,加磷酸盐缓冲液至45ml,旋紧螺旋盖,充分混匀;将离心管放入离心桶中并旋紧离心桶盖。

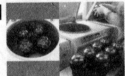

7 从生物安全柜中取出离心桶,在低温离心机中3 000×g、8~10℃离心15~20分钟。

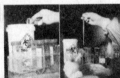

8 弃去上清液,用无菌吸管加入1~2ml磷酸盐缓冲液,旋紧离心管盖,轻轻晃动混匀。

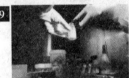

9 制备生长添加剂/抑菌剂混合液:用15ml MGIT生长添加剂复溶抑菌剂(PANTA),轻轻混匀,静置备用。

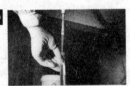

10 取MGIT培养管,用移液器向培养管中加0.8ml生长添加剂/抑菌剂混合液。

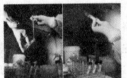

11 用无菌吸管吸取0.5ml标本加到MGIT培养管中,旋紧管盖并轻轻颠倒数次混匀。

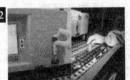

12 扫描MGIT培养管条形码,按指示灯位置放入孵育箱(仪器首次启用前,将分枝杆菌培养周期设置为42天)。

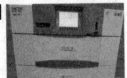

13 孵育,等待仪器自动报告结果。

14

BACTEC MGIT960
Unloaded Positives Report

仪器报告单样式图例。

15 结果报告
1.仪器报告阳性标本:进行抗酸染色确认。
·涂片阳性:报告分枝杆菌液体培养阳性;下一步进行菌群鉴定和结核分枝杆菌药物敏感性试验。
·涂片阴性:在取出培养管后5小时内放回仪器,继续孵育检测。
·涂片污染:进行去污染处理后重新接种培养。
2.仪器报告阴性标本:报告分枝杆菌液体培养阴性。

结果报告标准。

注意:必须符合生物安全相关规定才能进行相应操作

中国疾病预防控制中心　结核病预防控制中心
国家结核病参比实验室

文件编号:NRL-POSTER-CUL(L)-2016

图3-9 分枝杆菌液体培养试验标准化操作示意图

（2）视标本性状,将 1~2 倍的 NALC-NaOH 混合溶液加入前处理管中,旋紧处理管螺旋盖,涡旋震荡 10~20 秒,立即开始计时 15 分钟。

（3）室温静置 15 分钟。

（4）加入 0.067M 的 pH 为 6.8 的磷酸盐缓冲液至 45 毫升。

（5）离心力 3 000×g,离心机温度为 8~10℃,离心 15~20 分钟。

（6）在离心期间,按所接种的液体培养基要求,向液体培养基中加入指定量的营养添加剂(如 OADC)和抗污染剂(如 PANTA)。

（7）离心结束后,将离心筒(杯)取出,在生物安全柜中小心打开离心桶(杯)盖,取出离心管。

（8）小心弃掉离心管内上清液至含消毒剂的废液缸中。

（9）加入 1ml 磷酸盐缓冲液至离心管中,重悬沉淀。

（10）吸取 0.5ml 重悬液,接种于液体培养基内。

3. 孵育　按照液体培养基的具体要求放置到培养仪器相应的位置进行孵育。

4. 结果判读和报告

（1）如果培养仪器报告阳性,应按照液体培养基的具体要求对培养液进行涂片染色显微镜检查。

（2）如果涂片检查为抗酸菌阳性,则报告培养阳性,进行进一步鉴定和药物敏感性试验。

（3）如果难以确定,可用培养液接种血琼脂培养板或巧克力琼脂培养板,如果在 24 小时内有菌落生长,则判定不是结核分枝杆菌生长。如果涂片检查发现有非抗酸菌存在,则报告污染。如果任何微生物皆未发现,应继续培养。

（4）6 周培养仪器未报告阳性,则判定为培养阴性。

（三）操作注意事项

1. 培养基质量的确认　观察培养基外观,酸性罗氏培养基绿色略偏蓝,中性罗氏培养基为绿色。如果培养基异常,颜色灰暗,过蓝或过黄,均不能使用。另外培养基质地过软或干涸、匀化性差等均不能使用。每批新制作或新批号的商品化培养基至少要抽取 5%进行无菌性测试,有条件时进行敏感性测试。

2. 治疗前采集痰标本　抗结核治疗会降低分离培养阳性率,用于分离培养的痰标本尽可能在治疗前采集。

3. 分离培养前痰标本保存　若不能在痰标本采集后立即进行分离培养操作,应将痰标本储存于 2~8℃冰箱暂时保存,防止痰液干涸或污染。从收集痰标本至处理痰标本的时间至多不能超过 7 天。

4. 痰标本前处理　确保痰标本处理液浓度为 4%,处理时间为自加入前处理液开始至结束 15 分钟内,处理时间过短会造成过高的污染率,如果标本量过大,应分批次处理(如每次处理 6~8 个痰标本),避免因每批处理标本过多,导致处理时间过长而降低培养的阳性率。

5. 接种　如果经过正常的前处理过程后,仍有部分肉眼可见的沉渣或痰栓,接种前不要吹打或混匀,直接吸取上层液体接种,减少污染的发生。

接种处理液时尽量铺满整个培养基斜面。

6. 孵育　接种菌液的培养基应水平放置放置24小时,待菌液完全吸收后再直立放置继续孵育。

结核分枝杆菌的最适宜生长温度为37℃左右,温度过高或过低均会造成结核分枝杆菌停止生长,因此要每日监测培养箱的温度,确保温度波动范围为35~37℃之间。

(四) 监控质量指标

每月定期汇总分析反映分枝杆菌分离培养工作的质量指标,连续监测各指标,指标值出现明显变化应立即查询原因,并尽快解决。

分枝杆菌分离培养质量指标包括初诊患者培养阳性比例、初诊患者结核分枝杆菌培养阳性比例、涂阳标本培养阳性比例、培养发生污染比例(固体)、培养发生污染比例(液体)、分离培养周转时间(固体)、分离培养周转时间(液体)。

初诊患者培养阳性比例=初诊患者中培养阳性的患者数量/初诊患者中开展培养的总数量

初诊患者结核分枝杆菌培养阳性的比例=初诊患者中分离培养阳性且菌株经鉴定为结核分枝杆菌的患者数量/初诊患者中开展培养的总数量

涂阳标本培养阳性比例=痰涂片镜检阳性且培养阳性的标本数量/痰涂片镜检阳性且开展分离培养的标本数量

培养发生污染比例=分离培养发生污染的培养管(基)数量/开展分离培养的总培养管(基)数量

分离培养周转时间=自实验室接收到标本至实验室报告分离培养结果报告的时间间隔

四、结核分枝杆菌核酸检查

结核分枝杆菌核酸检查包含多种技术,如结核分枝杆菌环介导等温扩增检测、结核分枝杆菌交叉引物等温扩增检测、结核分枝杆菌RNA实时荧光等温扩增检测、多色巢式实时荧光定量扩增检测、荧光探针实时荧光定量扩增检测等,应严格按照每种检测技术的产品说明进行。结核分枝杆菌核酸检查选取一份性状好的痰标本进行。

(一) 操作步骤

结核分枝杆菌核酸检查应按照产品的具体操作步骤及整合程度在适宜的实验室分区及空间内进行,人员应接受过相关培训,并严格按照产品说明进行。

(二) 操作注意事项

1. 实验室设施　应按照采取的检测方法不同设置适宜的房间和区域。必要时各个区域应配备2~8℃及-20℃冰箱储存检测试剂、核酸等。

2. 试剂准备　不能使用过期试剂,按照每批次工作量对试剂进行分装或按照厂家推荐进行试剂的配制和分装,避免试剂反复冻融。

根据具体试剂操作说明决定是否需要提前取出试剂进行室温平衡,取试剂时将试剂瞬时离心确保液体不丢失,各成分配制后须充分混匀,避免取出试剂内成分浓度不均一。

3. 核酸提取　核酸提取是决定扩增检测成败的关键性步骤,取标本时选取样品中性状好(脓性、干酪痰)的部分,至少取1ml痰标本。

遇到可能存在扩增抑制剂的标本(如血痰),须用缓冲液(0.9%生理盐水)清洗一次样本。

确保细菌裂解的时间和温度一定要足够,温度按照推荐温度进行(一般裂解温度为95~100℃)。

提取的核酸标本如未能立即进行扩增,应放−20℃冰箱保存。

4. 扩增　扩增设备的温度要定期校准,确保扩增温度的准确性。扩增设备的扩增孔可定期清洁,可使用棉签蘸取10%含氯试剂擦拭,含氯试剂擦拭后应及时用蒸馏水和酒精擦拭避免腐蚀扩增设备。

每批次必须加入阳性、阴性质控样品。阴性质控即无样本对照,用于监测污染。阳性质控用于检测仪器、试剂、核酸提取及扩增过程中产生的误差。

5. 产物分析　需要进行杂交等扩增后产物分析的一定要在独立房间进行,避免发生扩增子交叉污染。

6. 结果判读　结果判读严格按照检测方法的推荐判读方法进行判读,判读结果应首先判读阴性对照和阳性对照结果,对照结果符合质控要求时本次实验结果才有效。同时结果报告应由审核人进行进一步审核。

7. 检测后实验室去污染处理　每次开展分子检测后应进行后续的去污染操作,包括但不仅限下面几种:用10%含氯消毒剂擦拭实验台面、仪器等,在擦拭后用水再次擦拭;试验后使用紫外线照射实验操作台表面(照射距离60~90cm之内,推荐照射过夜)。

（三）监控质量指标

每月定期汇总分析反映结核分枝杆菌分子生物学检测工作的质量指标,连续监测各指标,指标值出现明显变化应立即查询原因,并尽快解决。

结核分枝杆菌分子生物学检测质量指标包括结核分枝杆菌核酸检测阳性比例、检测发生批次污染比例(针对分批量操作的检测)、检测发生错误、无结果、无效比例、结核分枝杆菌核酸检测实验室周转时间。

结核分枝杆菌核酸检测阳性比例=结核分枝杆菌核酸阳性标本数量/开展结核分枝杆菌核酸检查的标本数量

结核分枝杆菌核酸检测发生批次污染的比例=结核分枝杆菌核酸检测发生污染的批次/结核分枝杆菌核酸检测的批次

检测发生错误(无结果或无效)的比例=检测发生错误(无结果或无效)的标本数量/开展多色巢式实时荧光定量PCR检测的标本数量

结核分枝杆菌核酸检测实验室周转时间=实验室自收到痰标本至报告结核分枝杆菌核酸检测结果的时间间隔

第四章

肺结核影像学诊断

肺结核是由结核分枝杆菌引起的一种慢性传染性病变,结核分枝杆菌病原学检查阳性为确定诊断的金标准,但其阳性比例仅为50%左右。因此,在临床实际工作中,约近50%左右的肺结核患者为病原学检测阴性肺结核,其诊断绝大多数均为临床诊断病例。

一、病原学阴性肺结核影像学特点

比较病原学阳性和阴性的肺结核病变,其影像学表现也不尽相同。一组包含152例病原学阳性肺结核和171例病原学阴性肺结核(共323例)的肺部影像对照研究表明,各种CT征象的变化例数(构成比)分别为,气腔结节和腺泡结节:130例(85.5%)、152例(88.9%);树芽征:114例(75.0%)、79例(46.2%);小叶实变、亚段性实变:140例(92.1%)、153例(89.5%);空洞:89例(58.6%)、23例(13.5%);条索及束状带:22例(14.5%)、35例(20.5%)。上述资料表明,仅空洞在两组影像学表现中的差异较大,其他征象大致近似。由此可见,病原学阴性肺结核的影像学表现主要是以结节、局限实变及索条影为主,而空洞病变较少,或者不伴有空洞形成等为特点。进而在一定程度上也说明了病原学阴性肺结核的影像学评价,除空洞以外的其他影像特征分析仍然具有重要价值。

此外,部分肺结核病变在病变部位、病灶形态及分布上往往缺少特点,呈不典型影像表现形式,尤其是病原学检测阴性者,有时与肺部其他相关病变的影像学表现近似,鉴别较为困难,值得高度重视。

二、病原学阴性肺结核影像学表现

病原学阴性肺结核可见于活动性肺结核中的任一类型。

(一) 原发性肺结核

1. 原发综合征 原发综合征的原发病灶在胸片上主要表现为上叶尖后段或下叶背段的斑片状、片状或结节状阴影。淋巴管炎表现为自肺内病变引向肺门的索条状阴影。肺门淋巴结炎则主要表现为肺门或纵隔淋巴结肿大,边缘或清楚或模糊。若同时具有原发病灶、淋巴管炎和肺门淋巴结肿大者,则称为原发综合征的"双极期"。

原发病灶在CT影像上亦表现为小片状、片状或大片状阴影,边缘模糊,亦可表现为结节状阴影,形态规则或略不规则,境界尚清。但淋巴管炎往往不易诊断,可能与CT的横断面成像有关。有时因为原发病灶浸润范围较大,或病灶紧贴纵隔和肺门,也使得淋巴管炎无法分辨。肺门或纵隔淋巴结肿大在CT影像上表现较为典型,可清楚显示肿大的淋巴结影。往往在不同层面或者在同一层面可明确显示肺内的原发病灶和肿大的肺门或纵隔淋巴结(病例

1,图 A、B)。增强 CT 显示较小的淋巴结多有较均匀强化,而>1.0cm 尤其 2.0cm 以上者多呈边缘环形强化、中心低密度无强化等表现。

由于原发病灶往往表现为局限片状或结节影,且往往以增生性肉芽肿为主要表现,而肿大淋巴结也以增生性肉芽肿改变为主,故痰结核分枝杆菌检测往往阴性,这种病理改变特点与机体的免疫状况等均密切相关。

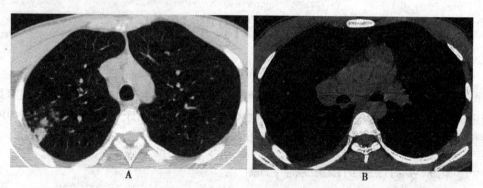

病例 1　患者 M,19 岁,原发综合征,图 A,CT 平扫肺窗,右肺上叶后段多发结节影,
大小不一,边缘清楚;图 B,CT 平扫纵隔窗,右肺门淋巴结肿大

2. 肺门和/或纵隔淋巴结结核　肺门和纵隔淋巴结结核是肺内原发病灶已经吸收,而被累及的淋巴结结核病变继续存在或进展的一种表现。在胸片上主要表现为病变侧肺门增大或纵隔增宽,部分亦可表现为凸向肺野结节或肿块状影,即"肿瘤型",当同时合并肺门淋巴结周围炎或继发性浸润时,则表现为边缘模糊的肺门增大影,即"炎症型"。

CT 影像可清晰显示肺门和纵隔淋巴结结核的病变部位、累及范围和肿大状况。肺门和纵隔淋巴结结核有时表现为单个淋巴结肿大,以单侧肺门、4 区和 7 区较为常见,有时表现为多组淋巴结肿大,以 2 区、4 区和 7 区较为常见,肿大淋巴结长径多在 1.0~2.0cm之间。有时也可表现为一组淋巴结肿大,且淋巴结周围脂肪消失,相互融合成一较大的肿块状。

通常 CT 增强扫描显示 1.0cm 以下的肿大淋巴结可均匀强化,≥1.0cm 肿大淋巴结可出现边缘强化,尤其是≥2.0cm 者多出现边缘环形强化,中心低密度无强化,但部分直径1.0~2.0cm 大小的肿大淋巴结也可表现为较均匀强化。而相互融合成一体的肿大淋巴结除边缘强化外,其内部可见多个分隔状强化。有报道认为肿大淋巴结边缘环形强化和中心低密度无强化征象,以及伴有肿大融合改变的分隔状强化是纵隔淋巴结结核的特征性表现,其病理基础为淋巴结包膜及包膜下结核性肉芽组织血管丰富和融合残留的淋巴结包膜及其增生的肉芽组织强化所致。但值得注意的是,纵隔淋巴结结核的多发性肿大淋巴结,即使同一病例也可同时存在多种强化形式,如不均匀强化合并环形强化达 43.6% 等(病例 2,图 A、B)。

肺门和纵隔淋巴结结核由于肿大淋巴结包膜完整,既没有出现肿大淋巴结与肺的界面的包膜破溃,也没有形成与支气管穿透的淋巴瘘等,故通常绝大多数的病原学检测很难获得阳性结果。

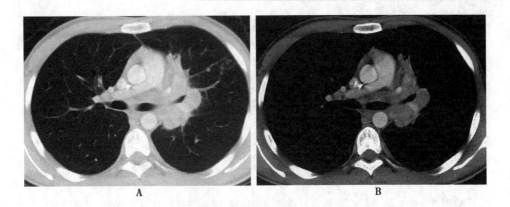

病例2 患者M,25岁,左侧肺门淋巴结核,图A,CT平扫肺窗,左肺门增大,左肺上叶胸膜下结节影;
图B,CT增强纵隔窗,左肺门淋巴结增大,其内可见环状强化并中心低密度影,
肿大淋巴结相互融合,包绕左肺上叶支气管及左肺门相关结构

(二) 血行播散性肺结核

血行播散性肺结核主要为结核分枝杆菌侵及血管进入血液循环引起的一种肺部播散性结核病变。

1. 急性血行播散性肺结核 急性血行播散性肺结核又称急性粟粒性肺结核,多由大量结核分枝杆菌一次或短时间内多次进入血液循环而形成,多见于儿童和青少年。在病理上主要是形成两肺弥漫分布的结核性肉芽肿结节为特点。

急性血行播散性肺结核胸片表现为两肺弥漫分布的粟粒样影,直径约0.1~0.2cm大小,往往边缘清楚。粟粒病灶在分布、大小和密度上表现为"三均匀"状态为其特点。但在粟粒性肺结核的早期阶段,胸片仅表现为肺野透过度减低,应进一步CT检查和结合临床表现诊断。

在HRCT或薄层CT上急性血行播散性肺结核表现为两肺弥漫分布的粟粒结节影,呈典型的随机分布状态,粟粒结节大小约0.1cm左右,稍大者达0.2~0.3cm。且大小相对一致,往往从肺尖到肺底较均匀分布(病例3,图A、B、C)。

值得注意的是,急性血行播散性肺结核早期阶段(2周左右),CT也仅表现为弥漫磨玻璃密度影,很难清楚分辨细小的粟粒影;而在进一步进展以后粟粒结节增大融合,同时伴随小叶间隔增厚等改变,应注意与弥漫性细支气管肺泡癌相鉴别。

由于急性血行播散性肺结核在病理上是以弥漫性结核性肉芽肿为特点,尤其是部分不伴有明显渗出性改变的患者,故通常病原学检测多为阴性是容易理解的。

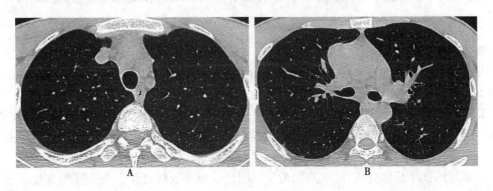

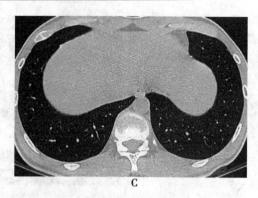

病例3　患者M,24岁,急性血行播散性肺结核,图A,B,C,CT平扫肺窗,两肺弥漫
肺部粟粒结节,大小约1~2mm,在分布、大小和密度上呈典型的"三均匀"表现

2. 亚急性或慢性血行播散性肺结核　亚急性或慢性血行播散性肺结核由少量结核分枝杆菌或在较长时间多次进入血液循环而形成,且多见于成人。但在病理上仍然是以增生性肉芽肿改变为主,故往往结核分枝杆菌检测也多为阴性。

亚急性或慢性血行播散性肺结核,无论胸片或是CT影像,均可表现为以两肺中上部分布为主的弥漫结节影,在分布、大小和密度上,从两肺上叶尖段至下叶基底段呈逐渐递减状态(病例4,图A、B)是其特点。

但值得注意的是,慢性血行播散性肺结核往往伴有不同程度的融合等改变,通常结节以两肺上叶分布为主,可大小不一,与急性和亚急性血行播散性肺结核的表现均不尽相同。

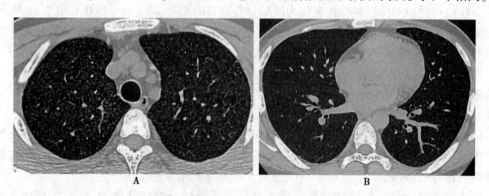

病例4　患者M,47岁,亚急性血行播散性肺结核,图A,B,CT平扫肺窗,两肺弥漫分布的粟粒
结节影,分布不均匀,以两肺上叶分布为主,自肺尖向下在病灶大小和密度上呈逐渐递减状态

(三) 继发性肺结核

继发性肺结核主要是机体再次感染结核分枝杆菌或肺内结核病灶的内源性复发所致,大都见于成人。其病理改变往往依病程阶段的不同,渗出、增生与变质性三种病理改变可同时存在,或以一种改变为主向另一种改变移行。

1. 多种形态病灶影像共存　继发性肺结核无论胸片或是CT影像主要表现为多发性斑片状、小片状、亚段性实变、孤立结节或多发性结节等多种表现,且往往多种形态病灶并存,且病变位置多发于两肺上叶尖后段及两肺下叶背段。

从病理解剖学角度分析,肺部均匀的片状阴影应该属于所有渗出性炎症的共性表现,若片状阴影同时与增生性结节,或与变质性(干酪坏死)病变并存时,则显然有助于肺结核的诊断。因此,立足于评价片状阴影是否与结节、空洞、小叶中心性阴影等并存,或者是否与索条及钙化病灶并存等,是确定肺结核影像诊断的基本方法。由于病原学阳性的肺结核病变主要与肺结核空洞形成密切相关,而以局限斑片、多发性结节或孤立结节等为主要表现的肺结核病变,其病原学检测通常多为阴性(病例5,图A、B),值得重视。

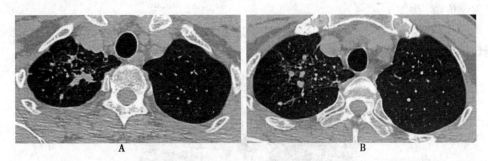

病例5 患者M,38岁,右肺上叶继发性肺结核,图A,B,CT平扫肺窗,右肺上叶斑片、结节及索条影,病灶边缘欠清,呈典型的多样性并存表现,并邻近胸膜局限增厚粘连

2. 结核球 结核球是指纤维包裹的干酪坏死病灶,直径在2.0cm以上者,文献报道也包括1.0cm以上者。

在胸片和CT影像上,结核球多呈圆形或类圆形,边缘多光滑,无分叶或浅分叶,病灶内部常常密度均匀,部分可伴有局限溶解空洞,有时表现为近心端局限溶解空洞,部分结核球内亦可伴有散在的钙化,病灶周围有时可见小结节状卫星病灶,或伴有不典型的胸膜凹陷征等(病例6,图A、B),影像表现较为典型。

增强CT显示结核球仅纤细的包膜强化,而病灶内部无强化,最大增强上升值多在15Hu以内。

值得重视的是,部分结核性肉芽肿结节与干酪坏死并存,往往增强CT显示病灶边缘不规则强化,病灶中心部位相对低密度无强化是其特点。若单纯的肉芽肿结节往往强化较为明显,此时应结合病灶形态进行分析,具有重要的鉴别意义。

表现为孤立结节的结核病灶,无论是典型的结核球,还是肉芽肿结节伴不同程度的干酪坏死改变,往往病原学检测很难获得阳性结果,尤其是孤立的肉芽肿结节的确诊最为困难,必要时进行CT引导下的穿刺活检进一步诊断。

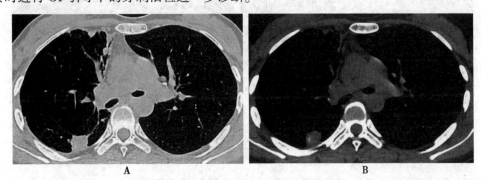

病例6 患者F,28岁,右肺下叶结核球,图A,CT平扫肺窗,右肺下叶背段球形影,边缘光滑,无分叶,紧贴后肋胸膜;图B,CT平扫纵隔窗,右肺下叶背段球形病灶内可见条状钙化影

3. 空洞 空洞是肺结核的一种常见表现,主要是结核病变干酪坏死病灶液化经支气管排出后形成。理论上伴有空洞的肺结核病变病原学检测多为阳性,但部分表现为薄壁或者洞壁轻度厚薄不一的肺结核空洞,内壁光滑或相对光滑,表明其空洞内的干酪坏死病灶经引流支气管基本排空,此时的病原学检测往往多为阴性,再加上空洞周围病灶大部分被吸收,或部分纤维化改变,其诊断依据自然归类于临床诊断病例,但重视空洞的影像形态分析仍然具有重要价值(病例7,图A)。

当然,洞壁光滑规则的厚壁空洞、纤维空洞和硬壁空洞,即使病原学检测阴性,在影像形态上均具有一定特点,同样值得重视。

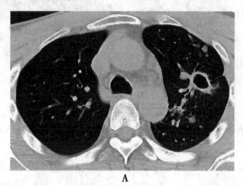

A

病例7 患者 M,41 岁,左肺上叶继发性肺结核,空洞形成,图 A,CT 平扫肺窗,
左肺上叶薄壁空洞,洞壁内缘光滑,外壁欠光整,周围散在结节及小片影

4. 肺损毁 肺损毁是由浸润性结核病变没有得到及时有效的治疗,病变反复恶化、进展,长期迁延所造成的不良后果。

胸片显示在一侧或两侧上中肺野可见多个纤维厚壁空洞,且大小不一,其周围伴有较为显著的纤维化改变,与增厚的胸膜连成一片。由于纤维组织的收缩牵拉,使得肺体积缩小,肺门上提,下肺纹理呈垂柳状。纵隔、气管、心影向患侧移位,肋间隙变窄,胸廓塌陷。此外,同侧或对侧肺野可见斑片结节状支气管播散性病灶,肺气肿、肺大疱等多种合并病变等。

肺损毁在 CT 影像上与胸片表现基本相同,病变部位体积缩小,其内可见多个大小不一的纤维空洞,形态不整,并可见扭曲扩张的支气管,病变邻近部位的胸膜增厚粘连显著或伴有钙化,胸廓塌陷,纵隔向患侧移位等(病例8,图 A、B)。

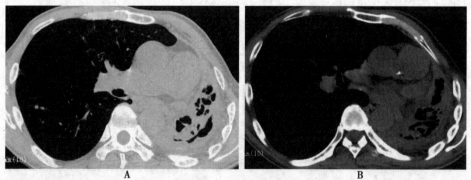

A   B

病例8 患者 M,56 岁,肺结核性损毁,图 A,B,CT 平扫肺窗及纵隔窗,左肺继发性肺结核肺损毁,
体积明显缩小,其内可见多发性支气管扩张及空洞样影,薄壁邻近胸膜增厚显著,
肋间隙狭窄,纵隔结构左移,左侧胸廓轻度塌陷,右肺散在结节影

(四) 支气管结核

支气管结核是指发生于支气管黏膜及黏膜下层的结核性病变,但往往伴有肺内的继发性结核病变,或与肺结核同时存在,故在新的肺结核分类中将其分类为肺结核范畴。支气管结核在病理上可分为浸润型、溃疡型、增殖型、软骨塌陷型、瘢痕狭窄型、支气管淋巴瘘型 6 种类型。

支气管结核在胸片与 CT 影像上主要表现为:①支气管腔狭窄与阻塞,且往往狭窄段较长。②狭窄或阻塞段支气管壁增厚。③狭窄或阻塞段支气管所属的肺组织继发性不张。④同侧或对侧肺组织斑片状或小片状播散性结核病灶。⑤肺门往往无肿大的淋巴结(病例 9,图 A、B)。随着 CT 技术的进一步应用,多层面重建技术(MPR)亦能从冠状面和矢状面等显示支气管结核病变的状况,尤其是评价支气管狭窄的长度等。

当支气管结核表现为增殖型,或者进一步发展为软骨塌陷型和瘢痕狭窄型时,病原学检测往往为阴性结果,但重视其影像学表现及结合支气管镜检查,仍然能够做出正确诊断。

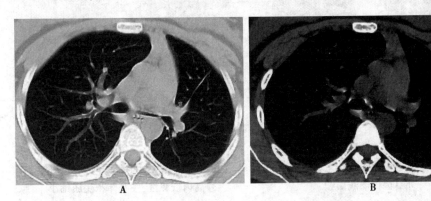

病例 9　患者 F,21 岁,支气管结核,图 A,CT 平扫肺窗,左主支气管狭窄显著,狭窄段支气管腔规则光整,其远端肺组织正常;图 B,CT 平扫纵隔窗,左主支气管狭窄,局部支气管黏膜钙化典型,局部无肿块,亦无肿大淋巴结

(五) 结核性胸膜炎

结核性胸膜炎为结核分枝杆菌经血液循环、淋巴或肺部结核病变直接波及胸膜而致病,在胸部结核中最为常见,且与肺结核之间存在一定的关联性,故新的结核病分类将其分类为肺结核一并管理。此外,由于结核性胸膜炎是发生于胸膜腔的病变,故常规的病原学检测均为阴性,值得重视。

结核性胸膜炎可分为干性胸膜炎和渗出性胸膜炎两种。干性胸膜炎胸片和 CT 往往均无明显阳性征象,渗出性胸膜炎则根据渗出液量的多少,以及渗出液存在于胸腔内的位置与状态等而表现不同。

1. 胸腔内游离积液

(1)少量胸腔积液(积液量 300~400ml)在正位胸片上,少量胸腔积液仅表现为肋膈角变钝。此时若旋转至斜位或侧位胸片观察时方可显示。

(2)中量胸腔积液(积液量 500ml 以上,或积液量约平第 4 前肋间隙高度)在正位胸片上,表现为典型的渗液曲线,即外高内低,上淡下浓的弧线状阴影病(病例 10,图 A)。在侧位胸片上,可见在前后胸壁形成与正位胸片一样的 2 个外高内低的渗液曲线阴影。由于肺组织的弹性回缩,液体的重力作用,液体表面张力和胸腔内毛细血管的吸力等因素,使得胸腔内游离液体的分布越向下部越厚,越向上越薄,围绕并压缩肺组织。实际上胸腔内液体的最高点四周相等,之所以表现为外高内低的渗液曲线影,只是投照时 X 线与侧胸壁及其积液呈切线关系而已。

(3)大量胸腔积液(积液量 1 000ml 以上,或积液量约平第 2 前肋间隙高度)在正位胸片上,表现为一侧胸腔均匀的致密阴影,有时仅肺尖部可见一小部分稍透亮的被压缩的肺组织。患侧肋间隙增宽,气管及纵隔心影向健侧移位。侧位胸片上亦呈均匀的致密阴影(病例 11,图 A)。

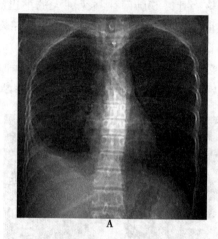

A

病例 10　患者 M,47 岁,图 A,正位胸片,
右侧胸腔中少量积液,表现为典型的
外高内低渗液曲线

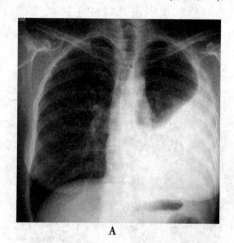

A

病例 11　患者 F,28 岁,图 A,正位胸片,
左侧胸腔中大量积液,表现为典型的
外高内低弧线,左肺体积受压缩小

2. 胸腔内局限积液　是游离的液体被局限、包裹,分布于粘连的胸腔内所形成。

(1)胸腔内包裹性积液:主要是胸膜腔的粘连所形成。一般多发生于下部胸腔的侧壁和后壁,少数发生于上部胸壁或前胸壁。在胸片影像上,非切线位表现为片状阴影,边缘不清。切线位表现为凸向肺内的"D"字征,即呈半圆形均匀密度增高阴影,宽基底紧贴胸壁,边缘光滑锐利,与胸壁夹角呈钝角。

(2)叶间积液:为胸腔内游离液体积聚于叶间胸膜内而成。其胸片表现视液体积聚于叶间的部位而不同:当水平叶间积液时,在正侧位胸部平片上均表现为边缘光滑的梭形阴影;当斜裂叶间积液时,在正位胸部平片上无一定的形态特点,但在侧位上亦呈边缘光滑的梭形阴影。

(3)纵隔叶间积液或胸壁叶间积液:纵隔叶间积液是指胸腔内游离液体积聚于纵隔叶间或胸壁叶间部位而成。在正侧位胸部平片上,均表现为三角形阴影,其尖端沿着叶间裂指向肺野,宽基底贴在胸壁或纵隔面。三角形阴影在前弓位上显示更加清楚。

(4)肺底积液:为胸腔内游离液体积聚于肺底与膈面之间的胸膜腔而成。其原因:①肺底部胸膜腔毛细血管和淋巴管的回吸收作用和引力。②肺底部组织弹性回缩所形成的负压。③膈肌收缩(液体重力作用)加大了肺底部胸膜腔的负压。在正位胸部平片上主要表现为:膈肌位置升高;"膈"顶弧度不如正常者自然,较平坦,其最高点比正常者偏外;在右侧"膈肌"与水平裂或肺门之间距离缩短,在左侧"膈肌"与胃泡间距离增宽;两下肺血管纹理因肺受压略密集或稍呈水平走行。

若怀疑"肺底积液",可在透视下嘱患者向患侧尽量倾斜并深呼气,可将肺底积液倒出来;或取卧位透视,使肺底积液流向后胸壁,可见患侧透过度减低;取患侧向下的侧卧水平投照,使液体沿侧胸壁分布,即使是少量积液亦能分辨;CT 检查具有重要价值。

3. 胸膜腔结核瘤　部分胸腔积液患者在接受抗结核药物治疗后,虽短期内胸腔积液被吸收,但往往出现单发或多发性结节或团块状影。经手术病理证实,这些结节或团块病灶位于脏壁层胸膜之间,或包被于叶间胸膜之内。且全部患者均可见病灶周围胸腔粘连闭锁,大体切面显示病灶周围包绕一层厚薄不一的纤维组织,内壁为结核性肉芽组织,其内为干酪坏死物质,部分伴有溶解坏死,故称之为"胸膜腔结核瘤"。值得注意的是,胸膜腔结核瘤除发生于叶间者易被误诊为肺内肿块外,其他类型均表现为局限性软组织块影,往往呈类圆形或不整形,基底紧贴胸壁,与肺的分界大多数光整,少数不规则(病例 12,图 A、B)。一般认为若与肺的分界面毛糙时,可能为部分病变侵入肺实质。这种在胸腔积液经治疗积液被吸收或部分被吸收之后出现的胸膜腔肿块影,基本可以做出胸膜腔结核瘤的诊断;必要时可在 CT 引导下经皮行胸膜腔病灶穿刺活检,以便做出进一步确诊。

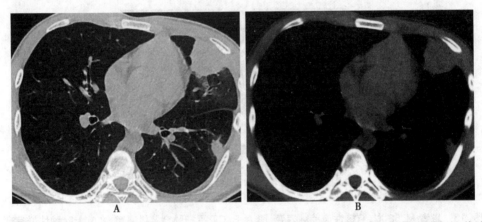

病例 12　患者 M,20 岁,胸膜腔结核瘤,图 A,B,CT 平扫肺窗及纵隔窗,左下胸膜增厚粘连,前肋胸膜下肿块样突向舌段肺组织,基底部较宽,边缘相对光整,与肺的分界清楚,呈典型的"D"字征表现。此外,外侧肋胸膜下亦可见局限结节影,左侧胸膜腔少量积液

三、肺结核的不典型影像学表现

部分肺结核病变不仅发生于少见的发病部位,而且在形态上多种多样,甚至极其相似于相关病变,被称之为肺结核不典型影像学表现。肺结核不典型影像学表现的病理改变主要是以增生性肉芽肿为主的结核病变,由于此类病变绝大多数为病原学检测阴性,自然成为鉴别诊断的重点。

依据临床经验,肺结核最常见的不典型影像学表现主要有以下几种形式。

(一) 表现为不规则孤立结节或团块样影

部分结核性增生性肉芽肿常表现为孤立结节影,尤其是伴有不规则形态的结节和肿块影,与肺癌的影像学表现近似。此时应重视 CT 增强扫描,尤其是 60～90 秒的延时扫描,重点分析病灶的强化形式,若不规则结节或团块样病灶表现为轻度强化或不均匀强化,或伴有多发性局限低密度区者,则高度提示为增生性肉芽肿与干酪样坏死并存的表现,可以认为此表现形式是肺结核病变的一种有价值征象(病例13,图A、B、C)。但对于单纯性增生性肉芽肿病变的均匀强化,与肺癌的强化形式极其近似,应积极选择CT引导下病灶穿刺活检诊断。

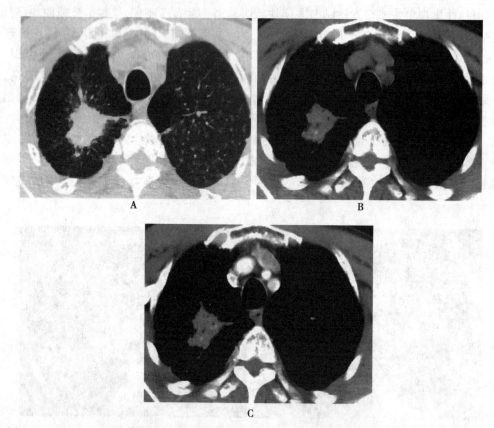

病例13　患者M,53岁,结核性肉芽肿病变,图A,B,CT平扫肺窗及纵隔窗,右肺上叶肿块样病变,
形态不规则,边缘毛糙并多发性索条影,邻近胸膜增厚粘连,纵隔窗可见微小钙化病灶;
图C,CT增强扫描,右肺上叶肿块仅轻度强化

(二) 表现为多发结节影

继发性肺结核有时表现为两肺散在分布的结节样阴影,结节病灶直径约0.5~2.0cm大小不等,边缘相对清楚,形态欠光整或轻度不规则(病例14,图A、B)。病理解剖学显示这种多发性结节通常为结核性肉芽肿结节,或为多个肉芽肿微结节聚集而成,可能与机体抵抗力状况和感染结核分枝杆菌的毒力不同等有关。通常肺部多发性结节最为常见的疾病主要是转移瘤和感染性肉芽肿等,因此鉴别其良恶性则成为第一重点。转移瘤通常表现为随机分布结节,多呈圆形,边缘光滑,大小不一,如果具有原发病灶则转移瘤的诊断即可确诊。若结节病灶呈多形性,结节边缘伴有或多或少的片状影,或与局限索条影相连等,均高度提示为感染性病变。但对于缺乏特征的多发性结节,尤其是不能确定其良恶性者,应积极选择穿刺活检确诊。

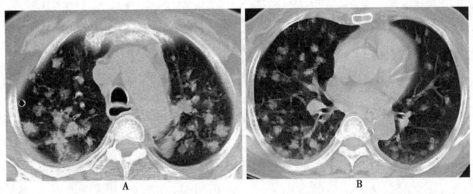

病例 14　患者 F,62 岁,继发性肺结核,图 A,B,CT 平扫肺窗,两肺多发性小叶中心性结节,
分布不均匀,结节边缘欠锐利,其间散在小斑片影

(三) 表现为段性及亚段性实变

部分继发性肺结核表现为段性或亚段性实变,密度较均匀,通常无明确空洞形成,仅部分可见局限液化(病例 15,图 A、B),邻近肺门者病变可包绕支气管及大血管结构,甚至伴有典型的肺门和纵隔淋巴结肿大,与肺癌及真菌性炎症等的影像表现极其相似。CT 增强及延时扫描若实变病变表现为不均匀强化,或与多个局限低密度区并存时,应首先考虑为结核病变可能,若其他肺组织出现小叶中心性影等支气管播散性病变时,则高度提示该实变病变为结核性。但值得强调的是,此类影像表现的诊断除需结合相关实验室检查分析外,尚应积极选择病灶穿刺活检进一步确诊。

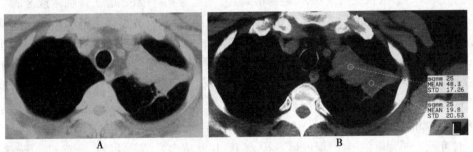

病例 15　患者 M,38 岁,肺结核亚段性实变,图 A,CT 平扫肺窗,左肺上叶尖后段亚段性实变,
密度均匀,与肺的分界清楚,周围肺组织相对清晰;图 B,CT 平扫纵隔窗,
实变影内可见局限液化坏死,CT 值约 19Hu

(四) 表现为密集状分布或弥漫不均匀分布的粟粒结节

部分肺结核病灶表现为 1~3mm 大小的粟粒结节,边缘清楚,呈密集状分布,局限于一个肺段、肺叶或散在于多叶多段分布,通常无特定分布部位,即使两肺弥漫分布时也与血行播散性肺结核的分布明显不同(病例 16,图 A、B)。据文献报道,胸腔镜病灶组织局部切除病理证实,这种粟粒结节为分布于细支气管黏膜下及肺间质结构内的结核性肉芽肿,抗酸染色可见到结核分枝杆菌,且小叶中心细支气管腔内正常。动态观察表明,这种密集状分布的粟粒结节,随着时间的推移,可出现增大、融合等,并与渗出性改变的斑片影混合存在;而部分局限密集分布的粟粒结节进一步进展,病变范围逐渐增大,可演变为反晕征和烟花征等,极少数迁延者也可以演变为局部肺组织的囊状改变,值得重视。

31

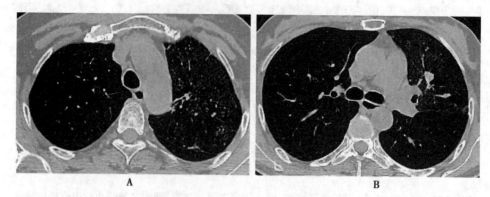

病例 16 患者 F,57 岁,肺结核大叶性弥漫粟粒结节,图 A,B,CT 平扫肺窗,左肺上叶尖后段弥漫粟粒结节,大小约 1~2mm,结节边缘清楚,分布不均匀,胸膜下基本无结节

四、非活动性肺结核的影像学表现及评价

非活动性肺结核又称相对静止性肺结核。从肺结核基本病变影像特点分析可知,纤维性病灶代表病变的临床愈合,钙化病灶代表病变的完全愈合,所以分析肺结核的非活动性重点在于分析病灶的形态、边缘锐利清晰度和病灶致密程度等。

(一)非活动性肺结核影像学表现

综合多种文献观点认为:①肺结核病灶内大部分或部分钙化是陈旧性病灶的特征性表现;②局限性星芒状、细条状或粗条状影,边缘清楚者,可认为是纤维性病灶,是临床愈合的一种表现;③边缘清楚的结节,形态不规则,可认为是纤维性结节病灶,亦可认为是相对静止的结核病变;④薄壁空洞,壁厚在 2mm 以下,内壁光滑锐利,洞内无液体或坏死物,空洞周围无病灶或有多少不等的纤维性病灶,并长时间无变化者,可认为是净化空洞愈合形式;⑤肺硬化(属于纤维化范畴)是继发性肺结核的基本愈合阶段。在 CT 影像上,结核性肺硬化表现为边界相对清楚的亚段性、段性或大叶性软组织密度影,密度高于或略高于肌肉组织,病变内无空洞,亦无局限液化坏死区,肺部其他部位无病灶,或呈纤维性及硬结性改变,并较长时间观察无变化。若病变内同时可见不同程度的钙化病灶,呈点状、条状、片状或多发结节状散在分布,即可确诊。

此外,关于胸膜、淋巴结及支气管结核病变的活动性与否,虽然少有相关文献报道,但确是临床工作中的常见问题。综合临床对相关病变的观察及经验,通常认为:①局限胸膜增厚,尤其是伴有不同形态的钙化者,连续观察无变化,而又无症状者,可认为符合非活动性结核病变;②钙化的淋巴结结核可以认为是非活动性结核病变,淋巴结结核部分钙化,若观察无变化,也可认为符合非活动性结核病变;③支气管结核经规范抗结核药物治疗,仅表现为光滑的支气管狭窄,肺内阻塞性改变吸收消散或硬化改变,播散性病灶吸收或纤维性改变,并无明确肿大淋巴结或伴淋巴结钙化者,亦符合结核病的非活动性。值得提出的是,上述对于相关结核病变非活动性评价应该属于经验性诊断,由于缺乏数据的支持,尚待进一步探讨。

(二)非活动性肺结核胸片与 CT 影像评价方法比较

当前,肺结核影像诊断最常用的技术主要是胸部平片和胸部 CT 扫描两种方法。

由肺结核的病理解剖学构成及基本影像特点分析表明,纤维化和钙化是非活动性肺结核的主要影像表现形式,而评价病灶密度、形态和边缘状况等影像特点是确认纤维化和钙化病灶的重要及唯一手段。

胸部平片(包括传统胸部平片和数字影像,即 DR 系统)病灶密度的分析,通常是与肋骨密度对比确定的,即病灶密度等于或低于前肋密度为低密度,病灶密度等于或略高于后肋密度为中等密度,若病灶密度与纵隔密度相等为高密度。肺结核非活动性病灶的钙化病灶明显高于后肋密度,等于或近似于纵隔密度,边缘锐利清晰是其特点,容易确认;边缘清晰的索条影,无论是细索条、粗索条或者呈星芒状改变,也相对容易确认;唯"纤维性结节病灶"应该符合以下 3 个条件:形态规则或略不规则形,密度中等或以上,边缘清晰。若该形态病灶在肺结核治疗吸收过程中出现,即可确认为肺结核纤维性结节病灶,但作为孤立病灶单独出现时,应进一步检查以排除其他病变。

肺结核患者 CT 检查显示,标志结核病变完全愈合的钙化病灶可表现为不同形态的高密度影,CT 值多在 100~1 000Hu 之间,若与纤维性索条等病灶并存等,即可确认结核病灶为非活动性。依据定量分析表明,肺部病灶的 CT 值达到 164Hu 及以上方可确认钙化,与胸部平片比较,200Hu 以下甚至 300Hu 以下 CT 值的弥漫性钙化胸部平片也难以被发现,而常规胸部平片上发现的钙化阴影其 CT 值很高,平均达 956Hu。而代表肺结核病变临床愈合的纤维化病灶,其 CT 影像也表现为索条状影,边缘清楚。随着纤维组织增生及胶原纤维化的程度不同,纤维化病灶可呈"星芒状""索条状"和"不规则块状"等,与胸部平片的表现基本一样。肺结核纤维性结节病灶的形态分析基本与胸部平片相同,但 CT 可以更加准确地确定病灶密度,甚至还可以分辨病灶内细小的钙化等。

但值得强调的是:①肺结核经抗结核药物治疗后的残留病灶,是局部组织炎症反应的结果,这种反应性改变的吸收往往与结核分枝杆菌的有效杀灭并不是完全同步的,同时伴随着组织结构的破坏和组织修复的出现,最终局部组织发生纤维化改变,直至纤维化结构的玻璃样变等均需要更长的时间,故有报道约 1/3 患者的肺结核治疗后残留病灶,在停药 1 年后还在继续缩小,这其中还包括部分停药时病灶还未完全具备非活动性特点的病灶。②部分肺结核病变虽然符合非活动性的影像特点,但随着时间推移,出现病灶增大演变为活动性肺结核,甚至典型的肺结核钙化病灶出现降解液化,重新形成空洞和肺内支气管播散性改变等,导致这些变化的原因是复杂的,或许与机体的免疫状况等密切相关。但此点在一定程度上也说明了非活动性肺结核的影像评价存在一定的难度,故对部分肺结核的残留病灶,以及部分初诊肺结核的肺部病变,除确定病灶密度致密,轮廓清楚,边缘锐利外,尚需观察一定时间,确定无变化后,方可确定非活动性肺结核的诊断,值得重视。

非活动性肺结核的影像分析与评价,对肺结核的临床治疗和流行病学控制等均具有积极的指导意义,影像学诊断仍然发挥着不可替代的重要作用。

第五章

病原学阴性肺结核鉴别诊断

病原学阴性肺结核提倡综合诊断,包括临床表现、痰检、实验室相关检查、胸部 X 线特征、必要时结合试验性治疗等综合分析,同时要排除相类似的其他疾病是关键,参考试验性治疗效果或取病理组织检查方可诊断。在这个过程中,痰或病理组织中结核分枝杆菌的检出,是确诊肺结核的金标准。根据原卫计委发布的《结核病分类》(WS196-2017)标准肺结核分为 5 类型:原发性肺结核、血行播散性肺结核、继发性肺结核、气管和支气管结核、结核性胸膜炎。每一种类型的肺结核均有病原学阴性肺结核存在(即:疑似肺结核),是用现有的诊断技术(无创性检查方法)找不到病原学证据时,不能满足临床确诊所需,均要与相类似的疾病进行鉴别,以防误诊和误治。见图 5-1。

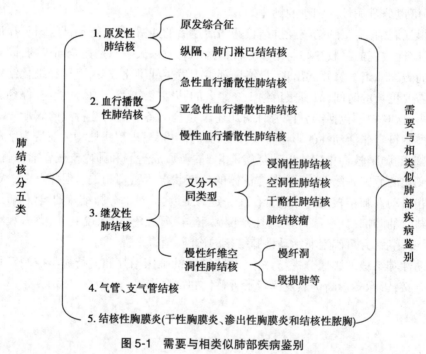

图 5-1 需要与相类似肺部疾病鉴别

一、原发性肺结核

(一)临床上引起纵隔淋巴结和/或肺门淋巴结肿大疾病

纵隔淋巴结结核和肺门淋巴结结核与淋巴系统的恶性肿瘤、支气管肺癌、支气管良性肿瘤、结节病等相鉴别。

1. 恶性淋巴瘤(包括霍奇金病和非霍奇金淋巴瘤)

临床表现特点:常有反复高热、干咳、食欲减退、消瘦和贫血等全身症状明显,症状发展迅速。很快出现上腔静脉和气管受压的症状,并可同时伴有锁骨上、腋下、腹股沟等浅表淋巴结肿大和肝脾肿大等。

胸片和胸CT增强扫描特征:可分别显示单侧肺门、双侧肺门(不对称性)和纵隔内多组淋巴结肿大,肿大淋巴结可融合成块,其内密度多均匀、边界多清晰、一般无钙化,可呈波浪状、贝壳样或平滑的轮廓。肿大淋巴结多位于前纵隔,有时肺内浸润,也可侵犯胸膜,出现胸腔积液。

结核菌素(PPD)皮肤实验多为阴性,血嗜酸粒细胞可增加。

确诊:肿大淋巴结活检。组织病理诊断是该病的确诊依据。

2. 支气管肺癌

临床表现特点:刺激性干咳、咳血丝痰或咯血,一般无发热,可有消瘦,部分患者可伴有胸痛或呼吸困难,发热多为肿瘤或狭窄的支气管所致的阻塞性肺炎。

胸片:早期可表现肺内"无异常",中晚期可表现肺不张影或肺门、纵隔淋巴结肿大。肺门肿大淋巴结的块影与所致的肺不张影形成所谓的横"S"征。隐蔽在心脏后面的肺癌胸片和胸部透视不易被发现,容易漏诊,需要做胸部CT和支气管镜才能发现。

胸CT增强扫描特征:可见支气管内新生物或支气管狭窄,肺不张影或肺门、纵隔淋巴结肿大影。肿大淋巴结密度多均匀,边缘毛糙,有时有分叶表现。

痰脱落细胞检查:查到癌细胞可确诊。肿瘤标记物CEA可以阴性。

纤支镜检查:呈肿瘤特征(结节状突起、菜花样或管内压迫等),新生物活检或刷检病理学可确诊。

3. 结节病 结节病是一种原因尚未明确、多器官受累的肉芽肿性疾病,其特征为病变部位T细胞和单核巨噬细胞积聚、活化和非干酪性类上皮肉芽肿代替正常组织结构。肺脏和纵隔淋巴结受累最常见(>90%)。

临床表现特点:2/3患者无症状偶然发现。有症状者主要表现为干咳、乏力、低热、胸闷等,但无特异性。

胸片:仅可见肺门和纵隔淋巴结肿大的迹象,肿大的淋巴结内是否有液化坏死等特点,往往胸片显示不清,容易误诊。

胸CT增强扫描特征:双侧肺门和纵隔淋巴结对称性肿大,也有单侧肺门淋巴结肿大,一般无融合倾向,境界可区分圆形或马铃薯形,其内多无钙化和溶解,增强扫描常无明显增强。

PPD皮试多为阴性或弱阳性。Kveim皮试可阳性。

可有高钙血症、高尿钙症。血清血管紧张素转换酶(S-ACE)升高,活动期患者有60%S-ACE增高,晚期水平正常,约有10%的假阳性,也存在假阴性。

通过对肿大淋巴结活检:病理组织学检查可确诊。

4. 白血病 淋巴细胞白血病可引起双侧肺门淋巴结、纵隔和支气管旁淋巴结肿大。

临床表现特点:进行性贫血、发热、肝脾肿大等。

胸片:仅可见肺门和纵隔淋巴结肿大的迹象,肿大的淋巴结超微结构显示不清楚。

胸CT增强扫描特征:双侧肺门淋巴结肿大,常为对称性,纵隔和支气管旁的也可受累。可合并肺实质浸润和胸腔积液。

PPD 皮试多为阴性。

骨髓细胞学检查或浅表淋巴结活检可确诊。

5. 支气管良性肿瘤　在患侧支气管肺区域,中叶多见,局部反复感染性病变,患者可有咳嗽、咳痰症状,可以不发热。

胸片显示肺中叶感染疾病征象,但气管内病变显示不清楚。

胸部 CT:有时可以间接发现患侧支气管内有可疑占位病变。

气管镜下可见瘤状结节,多为良性肿瘤或低度恶性肿瘤(如:良性腺瘤或类癌等),将局部瘤体切除后,局部炎症可治愈。

6. 肺门淋巴结结核肿大引起的肺不张　以单侧肺门淋巴结结核性肿大,肿大的肺门淋巴结结核可以破入同侧的一个肺叶,引起一叶肺的阻塞性肺不张(如左或右侧中叶肺不张),患者也可以没有结核的中毒症状或仅仅是健康体检发现,气管镜可表现为患肺叶的支气管狭窄,在找不到结核分枝杆菌的病原学依据时,容易误诊为肿瘤引起的肺不张,而行肺叶手术的切除术,术后病理为干酪性结核,导致术后切面瘘和支气管的残端瘘。术后病理报告发现诊断错误,即使立即启动抗结核治疗,抗结核药物的起效还需要一定的时间(一般 6 ~ 8 周),所以在没有有效的针对结核病抗结核治疗时,过早的手术治疗往往是失败的,术后患者没有被切除的结核子灶可以进展,可以排菌,肺结核病和淋巴结核即使切除了也仍需要全疗程正规抗结核治疗。

胸片:仅显示肺不张特征,肺门淋巴结可显示不清楚。

胸 CT 增强扫描特征:肺门淋巴结肿大和肺不张特征。肺门淋巴结肿大在有结核特征时易诊断,往往肺门淋巴结肿大不典型时,需要对肿大的淋巴结进行活检,可协助确诊。

PPD 皮试和 γ-干扰素释放试验无论阴性或阳性仅作为诊断的参考,不能确诊。

(二) 其他少见纵隔淋巴结和肺门淋巴结肿大疾病

前、后纵隔肿瘤(胸内甲状腺、胸腺瘤、畸胎瘤、神经纤维瘤)、食管囊肿、嗜酸性肉芽肿、传染性单核细胞增多症和支原体肺炎等。

二、血行播散性肺结核

急性血行播散性肺结核(即急性粟粒性肺结核),早期血行播散的结核病变在肺的间质中,尚未进入肺泡,此时痰菌多为阴性,需要与引起肺粟粒性阴影的疾病(或相类似的肺内弥漫性疾病)进行鉴别。

(一) 与肺癌、胸内结节病、肺尘埃沉着病、肺炎和肺部真菌感染等鉴别

1. 细支气管肺泡细胞癌

临床表现特点:干咳为主、痰少,可咳白色透明状痰,早期胸闷和气促不明显,在试验性抗结核治疗期间胸闷和气促逐渐明显并加重。一般不发热,可有消瘦。当肺内病变明显时可有三凹征。

胸片:双肺粟粒状阴影。

胸 CT 增强扫描特征:肺内弥漫性大小不等的粟粒状影,在粟粒状结节影之间有网状阴影,多以中下肺野和内带为主,三均匀分布不典型。个别延误者可见纵隔淋巴结肿大。

痰脱落细胞检查:应多次检查可提高检出阳性率。

纤支镜检查:呈肿瘤特征(结节状突起、菜花样或管内压迫等),新生物活检或刷检病理组织学可确诊或支气管灌洗液找到癌细胞可确诊。

经皮肺穿刺活检:可确诊。

2. 胸内结节病(结节病Ⅱ期)

临床表现特点:症状轻微或无明显症状,或仅有干咳,个别患者有胸闷。

胸片:可显示肺内弥漫性斑点状阴影,以中肺野为著,可伴有肺纹理增多,也可伴有肺门淋巴结肿大。

胸CT增强扫描特征:结节病约有25%的患者在肺野内出现播散性小斑点状影,结节在中肺野较上肺野和肺底部多,肺内可呈网状、结节状、片状阴影,三均匀分布不明显,常有两侧肺门淋巴结肿大。

气管镜下以黏膜充血最为常见。可以呈现部分支气管的受累,可有黏膜糜烂、外压狭窄、黏膜正常、腔内肿物等,选择有病变部位活检,对结核病诊断具有重要价值。

血清血管紧张素转换酶(S-ACE)部分患者可升高。

皮肤病变、浅表淋巴结活检表现为非干酪性肉芽肿,结合临床和X线特点可做出初步诊断,确诊需要肺活检的病理诊断。

3. 尘肺病　Ⅱ期肺尘埃沉着病,有粉尘接触史。

临床表现特点:咳嗽、干咳为主,胸闷、无发热。

胸片:肺内可有弥漫性斑点状阴影,以中下肺野为著。

胸CT增强扫描特征:以中下肺野分布为主的点状阴影。

外周血白细胞多正常。

排除结核和肿瘤等相类似的疾病,由职业病专业机构或职业病资质医生可根据病史和影像等诊断。

4. 支气管肺炎(小叶性肺炎)

临床表现特点:以发热、咳嗽、无痰或少痰、胸闷为主要表现。

胸片:双肺可有弥漫性粟粒阴影。

胸CT增强扫描特征:双肺可有弥漫性粟粒阴影,其中有一类型的肺部改变呈弥漫性小结节状阴影,境界不清,可相互融合,无三均匀分布特点。

细菌性外周血白细胞可升高,抗炎治疗有效,肺内病变1~2周可吸收;病毒性(如:巨细胞病毒性肺炎)外周血白细胞可正常或下降,淋巴细胞数下降。血病毒抗体、抗原阳性。

5. 粟粒型肺真菌病　一般发生在免疫力低下患者,多有免疫力低下的诱因。如患有免疫力低下的基础疾病或应用免疫抑制剂或反复、长期应用广谱抗生素治疗史的患者。

临床表现特点:发热、咳嗽、痰少、胸闷,全身症状较结核病明显。

胸片:双肺内弥漫性粟粒状阴影。

(1)肺白色念珠菌病的胸CT增强扫描特征:可在肺内形成弥漫性粟粒状病灶,其病灶分布以中下肺野多,边缘模糊,可相互融合成较大的结节,可有两侧肺门淋巴结肿大。

痰中反复查到白色念珠菌或其他真菌,并经抗真菌治疗症状好转,病灶较快缩小或吸收,则诊断可以确定。

(2)播散性组织胞浆菌病的胸CT增强扫描特征:双肺可表现粟粒性结节呈均匀分布,其病变的大小、形态、密度与粟粒性肺结核相似。

播散性组织胞浆菌病是一种罕见的深部真菌感染性疾病,临床以反复发热为主要表现,尤其是有密切接触鸽等禽类或疫区生活史者,影像表现为双肺弥漫性病变或伴有肝脾肿大、腹膜后淋巴结增大及环形强化、肾上腺肿块。病理切片可见肉芽肿样结构和坏死组织。病理过碘酸染色可见:染成紫色的真菌成簇聚集。临床经常规抗炎或抗结核治疗无效时应考虑到本病的可能。

(二)其他少见肺粟粒性阴影疾病的鉴别

隐球菌肺病、继发性含铁血黄素沉着症、病毒性肺炎、依氏肺孢子菌肺炎、肺泡蛋白沉着症、肺泡微石症、恶性网织细胞增多症、转移性肺癌、白血病和结节性动脉周围炎肺部病变等。

三、继发性肺结核的鉴别诊断

继发性肺结核多见于成年人,是成人肺结核最常见的类型。继发性肺结核有多种。影像学表现,肺结核发现越早,病原学阴性肺结核所占比例越大,因此继发性肺结核不同类型的影像需要与相类似影像的疾病进行鉴别。

(一)与肺部感染性疾病、肺部肿瘤和其他非感染性疾病鉴别

1. 肺结核球的鉴别 肺结核球多数患者无症状,特别是孤立的肺结核球,往往通过体检发现。肺结核球需要与肺错构瘤、炎性假瘤、球形肺炎、肺癌、神经纤维瘤和肺真菌感染进行鉴别,鉴别要点见表5-1。

表5-1 肺结核球与常见类似影像的疾病鉴别

表现	错构瘤	炎性假瘤	球形肺炎	肺癌	神经纤维瘤	真菌	结核球
症状特点	无	咳嗽咳痰	咳嗽咳痰	胸痛	轻	咳嗽	多无症状
体征	无	发热	发热	不发热	无	无	无
胸部X线	爆米花	密度不均 肺外带多	多密度均 多片状影	多毛刺 多分叶	近胸膜 与胸膜相连	晕症或星 月症或块影	多密度不 均,有子灶
血常规	正常	白细胞 可升高	白细胞 可升高	正常	正常	白细胞 可升高	正常
抗炎	无效	有缩小	吸收	无变化	无变化	无变化	无变化
诊断 主要依据	影像特点 和病理	抗炎有效、 影像和病理	抗炎有效	病理	抗炎和抗 结核无效、 影像和病理	抗真菌有效、 影像和病理	抗结核有效、 影像和病理

2. 空洞性阴影的鉴别 临床上较多感染性疾病和非感染性疾病都可以在病灶内出现坏死,排出后形成空洞,如肺化脓、肺炎、肺癌、真菌和寄生虫等疾病均可以合并空洞,鉴别要点见表5-2。

表5-2 肺结核空洞性阴影与常见类似影像的疾病鉴别

表现	肺化脓	癌性空洞	真菌	寄生虫	肉芽肿性血管炎	结核空洞
症状	咳嗽 咳脓痰	咳嗽 可咳血痰	咳嗽 可咳血痰	咳嗽 可咳血痰	咳嗽 多咳血痰	咳嗽 多咳白痰
体征	可中高度发热	多不发热	可有发热	多不发热	无发热	无发热

续表

表现	肺化脓	癌性空洞	真菌	寄生虫	肉芽肿性血管炎	结核空洞
X线特征	厚壁空洞可伴有液平	偏心空洞	洞内有球状物	空洞大多有液平	可有空洞，为厚壁或薄壁	虫蚀样
血常规	升高	正常	升高	可有嗜酸粒细胞增高	可正常	可正常
血沉	可增快	正常或增快很高	可增快	可略增快	轻中度增快	正常或轻中度增快
痰菌	致病菌细菌	癌细胞阳性	致病菌真菌	寄生虫的虫卵	抗酸菌阴性	抗酸菌多阳性
抗炎	有效	无效	无效	无效	无效	无效
诊断主要依据	临床表现特征和抗炎有效	病理	病理	病理	抗结核无效ANCA阳性	抗结核有效

3. 斑片状阴影鉴别　临床上有较多斑片状阴影,类似肺结核的斑片状阴影,常有误诊和误治的病例,如不同类型的肺部感染性疾病(细菌、真菌和其他菌)、肺炎型肺癌和隔离肺的感染等需要与肺结核斑片影鉴别,鉴别要点见表5-3。

表 5-3　肺结核斑片影与常见类似影像的疾病鉴别

表现	细菌性肺炎	真菌性肺炎	肺炎性肺癌	寄生虫	支原体肺炎	肺隔离症
咳痰性状	黄痰多	痰少黏稠	白痰多	痰少或咳血痰	白痰	少许白痰或黄痰
发热	可有上午发热,38℃多	发热或不发热	一般不发热	一般不发热	可有低热	不发热或低热
肺部听诊	有湿啰音	有湿啰音	无	无	无	无
血常规	白细胞多升高	白细胞可有升高	正常	可有嗜酸升高	白细胞可以正常	白细胞可以正常
胸部X线特征	可发生任何肺野肺尖少	肺尖较少	肺尖少影像淡	肺尖少	肺尖少无多灶性	多发生左下叶肿块型、肺化脓型及囊肿型
痰检	有致病菌	多有菌丝或致病真菌	癌细胞	虫卵	阴性	结核分枝杆菌检测阴性
其他检查	病原微生物抗原检测	隐球菌抗原G试验等	肿瘤标记物支气管镜检	必要时病灶活检	病原微生物抗原检测	增强CT:有异常血管与病变相连肺活检:肺炎
抗炎	吸收快	不吸收或增大	不吸收	无变化	吸收	变化不明显
诊断主要依据	抗炎有效	隐球菌抗原阳性,抗真菌有效	病理	病理	抗炎有效	增强CT和病理

4. 结核干酪性肺炎与大叶性肺炎鉴别 肺结核干酪性肺炎型与大叶性肺炎较好鉴别，前者痰一般多能查到抗酸菌，好确诊。后者由于医疗条件的改善等多种因素，现在临床已明显少见，发病率减低，鉴别要点见表 5-4。

表 5-4 结核干酪性肺炎与大叶性肺炎鉴别

表现	大叶性肺炎	干酪性肺炎
咳痰性状	铁锈色痰	白色痰
发热	高热	午后高热
肺部听诊	管状呼吸音	主要呼吸音低下
血常规	多白细胞升高	正常
胸部 X 线特征	密度均匀	密度多不均匀
痰检	致病菌	抗酸菌
抗炎	有效,病变很快吸收	无效

5. 其他感染性疾病鉴别 非结核分枝杆菌肺病的患者先天对多种抗结核药品耐药,标准一线抗结核治疗往往效果不佳,一般通过痰结核分枝杆菌菌种鉴定可诊断。努卡氏菌肺部患者痰的抗酸菌检测也可以阳性,抗结核治疗效果不好,必要时通过活检注意排除此病。

6. 其他非感染性疾病鉴别

(1)肺出血肾炎综合征:目前已公认肾脏发病原理为抗基底膜抗体型肾炎的免疫反应过程。由于某些发病因素是原发性损伤肺泡间隔和肺毛细血管基膜,后者刺激机体产生抗肺基膜抗体,在补体等作用下引起肺泡一系列免疫反应。由于肺泡壁基膜和肾小球基底膜间存在交叉抗原,故内源性抗肺基膜抗体又能和肾小球基底膜起免疫反应,损伤肾小球。患者可以表现反复呼吸道感染,反复小量咯血,不发热,无结核中毒症状。

胸部 X 线特征:肺内可多发球状和结节阴影,肺尖及近膈肌处清晰,常一侧较重,结核相关检查多为阴性。

肾脏表现:尿常规早期有红细胞,病变进展可有蛋白尿、红细胞及管型;肾功能减退进展速度不一,有的患者可在 1~2 日内呈现急性肾衰竭,大多数在数周至数月内发展至尿毒症,少数演变较慢。

血清学检查:抗肾小球基膜抗体效价均增高而其他自身抗体均阴性,个别病例有免疫球蛋白增高。

诊断:根据反复咯血、血尿、X 线征象及痰中含铁血黄素细胞阳性即可作出诊断。

(2)肉芽肿性血管炎:肉芽肿性血管炎(granulomatosis with Polyangiitis,GPA)既往称为韦格纳肉芽肿(Wegener's granulomatosis,WG),是一种坏死性肉芽肿性血管炎,属自身免疫性疾病。该病可累及上下呼吸道和肾脏,产生明显的临床表现。上呼吸道开始,90%以上患者有鼻咽部症状,包括鼻出血、流涕、鼻窦炎、咽痛、声哑;肺部症状为咳嗽、血痰、咯血、胸痛,全身症状为发热、乏力、贫血、白细胞增多,肾脏方面可有蛋白尿、血尿、全身水肿、尿毒症等。

胸部 X 线改变:一侧或双侧单发或多发圆形致密影,轮廓清晰,也可模糊,易于形成厚壁空洞,内壁不光滑,"多发、多形态、多变"是其特征性变化。可有肺门淋巴结肿大及少量胸腔积液。

病理组织学检查具有诊断意义。血抗中性粒细胞胞浆抗体 ANCA,分两种:胞浆型 (cANCA)和核周型(pANCA)等检查有辅助诊断意义。

(二) 与肺内少见疾病鉴别

含液支气管肺囊肿、肺动静脉瘘、类风湿结节、肺内血肿、孤立性矽肺融合结节、肺梗死、圆形肺不张、肺放线菌病、细菌或真菌性肺炎(新型隐球菌性、变应性曲菌病和白色念珠菌)、吸入性肺炎和局限性胸膜间皮细胞瘤等。

四、气管、支气管结核的鉴别

气管、支气管结核需要与多种相类似的疾病鉴别,否则易误诊误治。需要与支气管肺癌、支气管哮喘、气管异物、支气管炎症、良性支气管腺瘤、支气管类癌和支气管淀粉样变等鉴别,还要与耐多药支气管结核鉴别。

气管和支气管病变的特征:共性均是咳嗽、咳痰,有时痰带血丝或咯血。在支气管肺癌、支气管炎症(细菌和真菌)、良性支气管腺瘤、支气管类癌和支气管淀粉样变时可以没有结核相关依据和结核中毒症状,部分患者可并发肺不张,需要气管镜检:多可见到气管或支气管黏膜充血、水肿,或黏膜伴有结节、肉芽、菜花样改变,或溃疡,或支气管僵硬,或气管、支气管狭窄等,经支气管镜局部取活检或刷检进行组织病理学检查可协助确诊。

耐多药支气管结核病,有时肺内病变较轻,普通胸片显示气管和支气管不清楚,易忽略,继续一线抗结核药物治疗无效,仍有咳嗽和咳痰,导致支气管狭窄,甚至肺不张。注意询问耐药结核病的接触史,抗结核治疗注意症状的评价,查痰没有病原学依据时,气管镜活检可帮助诊断。

五、结核性胸膜炎的鉴别

(一) 结核性胸膜炎伴胸腔积液

在胸腔积液内很难找到结核病的病原菌的依据,首先要鉴别渗出液与漏出液,同时需要与癌性胸腔积液、胸膜间皮细胞瘤、恶性淋巴瘤、肺炎旁渗液、风湿免疫性疾病、甲状腺功能减低、肺栓塞、Meig's 综合征、胸膜放线菌病、乳糜性胸腔积液、胆固醇性胸膜炎、低蛋白血症等鉴别,其中与临床常见主要疾病的鉴别要点见表5-5 和表5-6。

表 5-5　渗出液与漏出液的鉴别

项目	渗出液	漏出液
病因	感染、肿瘤、结缔组织、变态反应疾病	心力衰竭、肝硬化、肾炎、低蛋白血症
外观	草黄色或浑浊、血性、脓性、乳糜性	淡黄色、清澈、透明
凝固	可自凝	一般不自凝
比重	>1.018	<1.018
李凡他试验	阳性	阴性
白细胞数	>500/ml	一般<100/ml

续表

项目	渗出液	漏出液
pH	<7.4	>7.4
胸腔积液蛋白/血清蛋白	>0.5	<0.5
血清蛋白	≥30g/L,为白蛋白、纤维蛋白、纤维蛋白原	≤30g/L,主要为白蛋白
胸腔积液 LDH/血清 LDH	>0.6	<0.6
胸腔积液 LDH	>200U	<200U

以下为临床上引起胸腔积液的主要疾病,需要进行鉴别,他们试验性抗结核治疗除了肺炎旁渗液可能有效外,其他均无效。

表 5-6　各种常见胸腔积液的鉴别

表现	癌性胸腔积液	风湿免疫性疾病	肺栓塞	甲状腺功能减低	肺炎旁渗液
症状	多不发热 胸闷气短	多发热 胸闷气短	多不发热 胸闷气短明显	多不发热 胸闷气短	中毒症状明显 多发热,胸闷气短
胸腔积液特征	血性多见 胸腔积液生长速度快	淡黄色胸腔积液多 胸腔积液生长速度不快	淡黄色胸腔积液多 胸腔积液生长速度不快	淡黄色胸腔积液多 胸腔积液生长速度不快	黄色胸腔积液少量多见 胸腔积液生长速度不快
X 线特征	可多浆膜腔积液,也可为局限包裹	可多浆膜腔积液	可双侧胸腔积液	可多浆膜腔(胸腔和腹腔)	患侧有炎症征象,伴少量胸腔积液
血常规	正常或贫血	多为正常	血小板可升高	正常	白细胞多升高
血沉	可显著增快或正常	可显著增快	多为正常	多为正常	多有增快
抗炎治疗	无效	无效	无效	无效	有效
特异性检查	胸腔积液找到癌细胞,胸膜活检找癌细胞	血抗核抗体谱阳性	D-二聚体升高 双下肢查到血栓	甲状腺功能异常、T3 减低、TSH 升高	痰找到病原菌或抗炎后胸腔积液吸收

注意:(1)耐药性结核性胸膜炎用一线抗结核不佳,需要胸膜活检协助诊断。

(2)包裹性胸膜炎也可以是恶性,而非结核病结局。

(3)恶性淋巴瘤引起的胸腔积液,用激素会暂时使胸腔积液吸收,而掩盖病情,延误恶性淋巴瘤诊断。

(4)胸腔积液 ADA≥45U/L,不一定为结核性,需要排除血性积液,风湿免疫性疾病,恶性淋巴瘤等。

（二）结核性脓胸的鉴别

结核性脓胸需与化脓性胸膜炎、胆固醇性胸膜炎、乳糜胸、胸膜间皮瘤和恶性胸腔积液鉴别,见表5-7。

表5-7　结核性脓胸与其他胸膜炎的鉴别

表现	化脓性胸膜炎	胆固醇性胸膜炎	乳糜胸	胸膜间皮瘤	恶性胸腔积液
症状	起病急,高热,胸痛,呼吸困难,感染中毒症状重	临床症状轻微,中毒症状和压迫症状少见	可有呼吸困难,可以不发热	持续性胸痛为特点,可不发热,可为血性胸腔积液	呼吸困难、咳嗽,可贫血貌,一般不发热,部分有发热
胸腔积液特征	化脓性胸腔积液,普通菌培养阳性	黄白色胸腔积液多见,积液常混有光泽的胆固醇结晶	胸腔积液呈乳白色,比重1.012~1.020	胸腔积液生长速度快,胸膜增厚,凹凸不平	黄色或血性胸腔积液多见,胸腔积液生长速度较快
X线特征	可为局限包裹,抗感染及排液后,感染好转	多为包裹积液	左侧胸腔积液多见	部分患者胸膜没有凹凸不平的特征	患侧有炎症征象伴少量胸腔积液
血常规	白细胞升高	多为正常	以淋巴和红细胞为主,中性粒细胞少见	正常	多为正常
血沉	可增快	可正常或增快	可正常	可增快	部分有明显增快
抗炎治疗	有效	抗结核、抗炎无效	无效	无效	有效
特异性检查	胸腔积液找到致病菌	积液常混有光泽的胆固醇结晶	多种病因,结核性、肿瘤、寄生虫等	胸膜活检病理诊断	胸膜活检病理诊断

总之,病原学阴性肺结核患者一般缺乏特征性临床表现、仅凭肺部 X 线影像学特征难于确诊,因为有一部分患者的肺结核为不典型的影像表现或异病同影。在试验性治疗期间仍要继续查痰,因为随着抗炎治疗后的病灶周围炎症吸收好转时,结核病灶会显露出来,此时痰结核分枝杆菌的检查可以由阴性转为阳性。在诊断性治疗中,还要不断排除其他相类似影像的疾病进行综合评价和诊断。这种试验性或诊断性抗结核治疗需要有时间的限定,评价时间以 1.5 个月为宜。部分患者临床表现复杂多样,有时还需要注意有无并存疾病,以防漏诊的可能性。因此对肺结核病的诊断应提倡综合分析,必要时应行肺组织活检协助确诊。近年来开展的多种血和胸腔积液抗结核抗体、抗原的检测和 γ-干扰素释放试验等,因受多种因素的干扰即使阳性,也不能明确诊断,仅能供诊断时参考。另外,近年原发耐药患者有增多,注意询问有无耐药结核患者接触史,要早期重视、发现并诊断耐药肺结核,给予合理治疗方案及时治愈。

第六章

病原学阴性肺结核的诊断性治疗

肺结核是一种常见的严重危害人民群众健康的传染病,到目前为止尚未完全控制,仍然列为全球公共卫生问题。其诊断的主要依据是临床症状、痰的病原学检查、胸部影像学检查及 PPD 皮试等其他辅助检查,对于其中的病原学阳性患者管理相对容易,包括隔离、给予相应的抗结核对症等治疗。而临床及防治上最难于管理的一部分就是所谓病原学"阴性"的肺结核患者,因为痰中未找到抗酸杆菌,加之有些患者症状体征不典型,故无法做到早期诊断,更无法做到及时抗结核治疗,而所谓的病原学"阴性"肺结核往往并不是真正的没有病原菌,不是一定没有传染性的,这样就有可能造成患者延误诊断,进而可能造成疾病进一步在人群中传播,据报道我国病原学阴性肺结核患者超过 250 万,占所有肺结核疾病患者的 40% ~ 60%,因此早期判断及鉴别处理就显得十分重要与迫切,这既是我们每一个从事结核及呼吸等专业人士的临床基本功之一,同时对肺结核疫情的控制有着非常重要和积极的意义。

一、诊断性治疗的概念

诊断性治疗通常又称试验性治疗,顾名思义乃是指临床在未能获得病原学或其他有力证据的情况下,为达到明确诊断的目的而采取的一项有针对性的治疗,并根据患者对治疗的反应或效果进行综合分析判断,以期为临床诊断提供有参考价值或决定性意义的诊断依据。

一般来说,各种感染性疾病均应根据流行病学背景、临床表现(包括发病、症状、体征及病程等)、病原学检查及各项辅助性诊断结果而作出诊断,其中病原学证据是确诊的依据。同样,各种肺部感染性疾病的诊断也需根据临床、胸部影像学及实验室检查结果,但确诊主要依赖于病原学和病理组织学证据,这也是符合鉴定病原体的 Koch 三大原则:①能从体内分离到细菌;②这些细菌可进行纯培养;③纯培养的细菌感染动物后可形成相同的感染。

但是,感染的发生、发展过程及其临床表现往往决定于致病菌的生物学因素、宿主免疫状态以及人体或人群的周围环境等众多因素,从而导致患者的表现多样化、轻重不一、缓急不等。而且临床上也不是所有患者均能获得细菌学和/或病理组织学证据,甚至临床有些感染性疾病如真菌病,即使微生物学检查阳性,也难以判断是真正的致病菌抑或定植菌,确诊常需同时具有病理组织学证据。因此,临床上常根据所能获得的证据条件将诊断水平分为确诊(proven)、临床诊断(probable)及拟诊(possible)三个层次,后两者可无病原学和/或病理组织学证据条件,仅从临床、影像学表现特点、实验室资料及辅助检查而支持或高度怀疑某些感染性疾病,对此类患者的处理可根据病情轻重缓急进行随访观察或采用诊断性治疗以达到"投石问路"及治疗的目的。

疑似肺结核的患者是指临床具有结核中毒症状,如典型的午后低热、盗汗、消瘦、全身乏力等；或伴呼吸道症状者，如咳嗽、咳痰至少2周以上，或伴有咯血；或通过健康查体发现肺部有阴影而疑似肺结核者。咳嗽、咳痰作为最重要也是最常见的呼吸道症状，需进行详细的临床鉴别，这对于进一步的判断处理非常重要，不同的呼吸道疾病具有不同的特点（表6-1）。当然有些肺结核的患者也常继发或伴发肺部感染。同样临床上大多数患者也是在社区发现的，因此，对于痰涂片及培养阴性的疑似肺结核患者，应首先区分患者是否为社区获得性肺炎。通常应在抗炎治疗2周后进行胸部影像学复查。

表6-1 咳嗽、咳痰的主要诊断及鉴别一览表

疾病	咳嗽症状特点	咳痰的痰液特点
支气管扩张	慢性咳嗽、体位变动性咳嗽加剧	痰液多呈黄绿色脓样，可伴恶臭，且静置后可分为三层，有时可痰中带血或咯血
肺脓肿（肺脓疡）	体位变动时咳嗽加剧	痰液恶臭，痰液较多，有时可痰中带血
空洞性肺结核	长期慢性咳嗽，体位变动时可加剧	痰液可为脓性，但一般无恶臭，可痰中带血
急性支气管炎	可剧烈咳嗽，以干咳为主	痰量较少或无痰，痰为黏液状
支气管哮喘	以气喘为主，伴有间断干咳	无痰或泡沫样痰或黏液样痰
气管、支气管结核	反复慢性进行性加重咳嗽，体位变动时可加重	可无痰或黏液样痰或脓性痰，一般无恶臭
支气管恶性肿瘤	长期进行性加重咳嗽	一般无痰
肺部真菌感染	咳嗽，可呈剧烈咳嗽	黏液样痰，量较多，特别是有拉丝现象
肺结核	可没有咳嗽，或慢性咳嗽，或间断加剧咳嗽	无痰，或黏液样痰，可伴有痰中带血，或咯血
结核性胸膜炎	可没有咳嗽，或偶尔咳嗽	一般无痰

在诊断性治疗临床应用中应注意以下几个方面的问题。

1. 应用诊断性治疗时应排除对机体危害较大的疾病，如肺部肿瘤，以免因诊断性治疗而延误时间，对患者造成不可挽回的影响。

2. 应先排除易于排除的疾病，如肺部阴影伴发热，既可能是感染，当然也可能是非感染性疾病，应先排除非感染性疾病，然后方可诊断性治疗。

3. 诊断性治疗目前临床上多用于诊断相对不清的疑难病例，不是所有病例都可以应用此方法，避免大包围与治疗中的大撒网，造成药物的滥用与浪费，增加患者的经济负担与心理压力。

二、诊断性抗感染治疗

病原体侵入人体后，在组织、体液或细胞内增殖才能构成感染。能感染人类的微生物和寄生虫多达500种以上，包括病毒、立克次体、支原体、衣原体、细菌、真菌及寄生虫等。自20世纪70年代以来，新发现的人类感染性疾病至少有50种，有些流行十分严重，如艾滋病、埃博拉（Ebola）出血热、传染性非典型肺炎（SARS）、人禽流感病毒性肺炎等。仅就肺部感染性疾病而言，可致病的病原体众多，均可引起全身性感染中毒症状、呼吸系统症状及肺部异常

阴影等,多数情况下,病原体可被分离培养而获确诊,但有些则需借助血清学检查技术检测血清、体液、分泌物中的特异性抗原、抗体;或采用特异性抗原进行皮肤试验;或采用 PCR、核酸探针等分子生物学技术检测特异性 DNA、RNA 片段以辅助诊断。因此,在诊治肺部感染性疾病时,在未获病原学证据前,可根据其流行病学史、临床表现、影像学特征、实验室检查及其他辅助性诊断资料选择适宜的抗菌药物进行经验性或实验性抗感染治疗。

(一)诊断性抗感染治疗适应证

①起病较急,有明显的发热、咳嗽、咳痰、胸痛等临床症状,血常规检查有白细胞增多、中性粒细胞占优势和/或核左移;②肺部病变以上叶前段、中叶(舌段)及下叶为主;③肺内空洞周围有明显的炎性浸润,空洞内有液平,且无糖尿病、艾滋病等基础疾病。

(二)诊断性抗感染治疗方法

临床经验是最初确定抗感染治疗方案的主要依据,特别是在患者发热、肺部有病变且处于急性状态的情况下更是需要先行经验性抗感染治疗(具体治疗方案详见表6-2)。然后,再根据培养结果、体外药敏试验及对经验性治疗的效果而进行调整。

表 6-2　不同人群肺部炎症患者初始经验性抗感染治疗

不同人群	常见病原体	经验性治疗的抗菌药物选择
青壮年、无基础疾病患者	肺炎链球菌、肺炎支原体、流感嗜血杆菌、肺炎衣原体等	①青霉素类(青霉素、阿莫西林等);②多西环素(强力霉素);③大环内酯类;④第一代或第二代头孢菌素;⑤呼吸喹诺酮类(如左旋氧氟沙星,莫西沙星)
老年人或有基础疾病患者	肺炎链球菌、流感嗜血杆菌、需氧革兰氏阴性杆菌、金黄色葡萄球菌、卡他莫拉菌等	①第二代头孢菌素(头孢呋辛、头孢丙烯、头孢克洛等)单用或联合大环内酯类;②β 内酰胺类/β 内酰胺酶抑制剂(如阿莫西林/克拉维酸,氨苄西林/舒巴坦)单用或联合静脉注射大环内酯类;③呼吸喹诺酮类
需入院治疗,但不必收住 ICU 患者	肺炎链球菌、流感嗜血杆菌、混合感染(包括厌氧菌)、需氧革兰氏阴性杆菌、金黄色葡萄球菌、肺炎支原体、肺炎衣原体、呼吸道病毒等	①静脉注射第二代头孢菌素单用或联合静脉注射大环内酯类;②静脉注射呼吸喹诺酮类;③静脉注射 β 内酰胺类/β 内酰胺酶抑制剂(如阿莫西林/克拉维酸,氨苄西林/舒巴坦)联合静脉注射大环内酯类;④厄他培南联合静脉注射大环内酯类
需入住 ICU 的重症患者 A 组:无铜绿假单胞菌感染危险因素	肺炎链球菌、需氧革兰氏阴性杆菌、嗜肺军团菌、肺炎支原体、流感嗜血杆菌、金黄色葡萄球菌等	①头孢曲松或头孢噻肟联合静脉注射大环内酯类;②静脉注射呼吸喹诺酮类联合氨基糖苷类;③静脉注射 β 内酰胺类/β 内酰胺酶抑制剂(如阿莫西林/克拉维酸,氨苄西林/舒巴坦)联合静脉注射大环内酯类;④厄他培南联合静脉注射大环内酯类
B 组:有铜绿假单胞菌感染危险因素	A 组常见病原体加铜绿假单胞菌	①具有抗假单胞菌活性的 β 内酰胺类抗生素(如头孢他啶、头孢吡肟、哌拉西林/他唑巴坦、头孢哌酮/舒巴坦、亚胺培南、美罗培南等)联合静脉注射大环内酯类,必要时还可同时联合氨基糖苷类;②具有抗假单胞菌活性的 β 内酰胺类抗生素联合静脉注射喹诺酮类;③静脉注射环丙沙星或左氧氟沙星联合氨基糖苷类

肺部炎症有些患者病情相对较轻,有些可能较重,需再住院,有些可能因病情特别危重,需入住 ICU。临床病情严重程度评价方法有多种,如 CURB-65、PSI、CRB-65 评分等,临床推荐 CURB-65,其 5 项指标,满足 1 项得 1 分:①意识障碍(confusion,C);②尿素氮(urea,U)> 7mm/L;③呼吸频率(respiratory rate,R)≥30 次/分;④收缩压(blood pressure,B)<90mmHg 或舒张压≤60mmHg;⑤年龄≥65 岁。评估死亡风险:0~1 分:低危;2 分:中危;3~5 分:高危。评估患者低危时原则上门诊治疗,中危时可建议住院治疗或在严格随访下的院外治疗,高危时应住院治疗甚至需入住 ICU 处理。该评分标准简洁、敏感度高,且易于临床操作。

(三) 诊断性抗感染治疗注意事项

在众多肺部感染性疾病的致病原中,最常见的是细菌性、支原体、衣原体、军团菌及病毒等感染,因此,在病原学阴性肺结核诊断时,尤其并存上述情况者,为排除非结核性感染,除了在治疗前送检痰普通革兰氏涂片、细菌培养、血清抗支原体、衣原体、军团菌、病毒抗体外,常需选用适当的抗菌药物治疗 7~14 天,如治疗无效则作为涂阴或培阴肺结核诊断的佐证之一。一般说,诊断性抗感染治疗常按社区获得性肺炎常见致病菌如肺炎链球菌、流感嗜血杆菌、卡他莫拉菌、肺炎支原体、衣原体等选用 β-内酰胺类、新大环内酯类进行抗感染治疗,老年患者有慢性阻塞性肺部疾病者可选择其他抗菌药物,可包括氟喹诺酮类药物如左氧氟沙星、莫西沙星、加替沙星等。但是,作为病原学阴性肺结核的诊断性抗感染治疗则不宜纳入,因为氟喹诺酮类药物也具有明显的抗结核活性,可能对诊断产生误导。同理,链霉素、卡那霉素、阿米卡星、依替米星等氨基糖苷类抗生素也不宜选用。

一般说,肺部炎性病变在抗感染治疗后,肺部异常阴影可基本吸收或完全吸收。但是,因咯血、支气管结核、淋巴结支气管瘘所致的非特异性吸入性炎症以及肺结核合并继发感染也可在短期内有所吸收或明显吸收,在判定诊断性抗感染治疗结果时需注意。

三、诊断性抗结核治疗

我国临床上 50%~70% 的活动性肺结核患者结核分枝杆菌病原学检查为阴性,但他们可能就是传染源或将可能发展为传染源,这些所谓菌阴的肺结核如未进行有效的治疗,6 年内转变为菌阳肺结核的概率高达 60%。这些患者可能有明显或轻微的临床症状及肺内不同程度的活动性病变,除了继发性肺结核外,还可能包括急需治疗的原发性肺结核(未与支气管沟通的肺门纵隔淋巴结病变),病变主要位于肺间质的早期血行播散性肺结核以及结核分枝杆菌检出率很低的结核性多发性浆液膜炎,甚而,引流支气管欠通畅的结核性空洞也可暂属病原学阴性肺结核之列。但是由于缺乏细菌学证据而使诊断复杂难定,需注意与其他疾病进行鉴别。

对疑似肺结核进行诊断性抗结核治疗,有些作者称之为经验性或实验性治疗,也是一种诊断手段,即在无细菌学证据时,仅依据流行病学史、临床表现、肺部影像的特征、相关化验检查结果等而作出的经验性诊断与治疗。这有利于病原学阴性肺结核的早期诊断和及时治疗,是减少误诊、漏诊的主要措施,但是必须严格掌握适应证。

(一) 诊断性抗结核治疗的适应证

1. 不同程度的发热、疲乏、盗汗、消瘦及咳嗽、咳痰等呼吸系统症状、PPD 强阳性、γ-干扰素释放试验阳性和/或血沉/或 C 反应蛋白增快,和/或疱疹性角膜结膜炎和/或结节性红斑、关节肿痛等结核超敏感综合征。

2. 影像学表现　既往胸片正常者新近发生肺内病变;或在稳定性或陈旧性肺结核基础上病变增多、增大,或出现空洞、胸腔积液等,也包括病灶周围炎;或呈现典型的血行播散性肺结核、原发性肺结核等。

3. 临床上虽未能达到活动性肺结核的诊断标准,但诊断性抗感染治疗无效和/或其他检查基本上可除外非结核感染性疾病。

4. 具有并发活动性肺外结核病的证据。

5. 对诊断性抗结核治疗无禁忌证。

(二)诊断性抗结核治疗方法及注意事项

治疗方案仍须坚持联合、规律、足量的原则,使用标准抗结核治疗方案(异烟肼+利福平+吡嗪酰胺+乙胺丁醇),疗程根据病情而定,一般以6~8周为宜,通常情况下最长不超过2个月。如以后的痰结核分枝杆菌涂片阳性或培养阳性,则可调整为涂阳或菌阳肺结核化疗方案继续治疗。如2个月胸片复查及临床表现均有好转,痰液细菌学检查仍为阴性时可调整为涂阴或菌阴肺结核化疗方案继续治疗。治疗方案中通常不含对其他病原菌也有抗菌活性的氨基糖苷类及氟喹诺酮类药物,以免误导作出错误的肺部炎症结论。

作为诊断性抗结核治疗,对患者应密切观察包括体温、咳嗽、咳痰等临床症状及胸部X线表现的动态变化,同时对抗结核药物可能发生的不良反应也应予以关注,特别是较为常见的肝功能损害、血白细胞下降等。

治疗过程中除继续寻找诊断证据外,仍需进一步除外其他可能性疾病,如较为常见的肺部恶性肿瘤。

对诊断性抗结核治疗结果的判定宜客观、综合、全面分析,尤其治疗方案含链霉素、阿米卡星、氟喹诺酮类药物者应格外慎重,临床上因病灶可能有较为明显的吸收,常常误诊为普通炎症。

对诊断性抗结核治疗无效的判断也需慎重,需特别注意排除以下几种可能:

(1)抗结核治疗3~4周仍不退热者应考虑有无继发感染或药物热或系耐药结核分枝杆菌感染。还需除外并发脑结核、有干酪液化改变的肺门纵隔、肠系膜淋巴结结核、脊柱结核伴椎旁脓肿或肾结核伴肾盂积脓等可能性。

(2)结核治疗过程中可能发生的"暂时恶化":在试验性或正规抗结核治疗过程中,尤其在接受含异烟肼、利福平等高效杀菌活性的化疗方案时,少数患者常在治疗1~3个月内,可能发生原有病变扩大或出现新的浸润病变,或出现空洞,和/或出现浅表和/或肺门纵隔淋巴结增大、增多,同侧、对侧或双侧胸腔渗液。还可出现脑膜炎、脑结核球增大或增多以及心包炎等。有作者报道HIV/TB双重感染者在抗结核并用或不并用抗反转录病毒治疗过程中也可发生病情暂时恶化,但与真正恶化不同的是继续原方案治疗后上述"恶化"可获好转,故称之为"暂时恶化"(transient exacerbation),也有作者称之为强化治疗过程中的矛盾现象(paradoxical worsening)或治疗反应性结核病,由于与早年以砷制剂或青霉素治疗梅毒而发生寒战、高热、头痛的赫氏反应(Herxheimer reaction)相似,故又称类赫氏反应。当发生"暂时恶化"时在临床上须注意与以下情况鉴别:①系原发或获得性耐药结核分枝杆菌感染;②全身播散性结核病各脏器病变逐渐表现明显或逐个被识别;③合并其他致病菌或条件致病菌感染;④结核病的诊断有误或伴发其他不易与结核病鉴别的疾病如恶性淋巴瘤、胸内结节病、胸部肿瘤及结缔组织病等。

（3）在结核病诊断过程中，还需认识到结核病的一种相对少见的特殊类型——无反应性结核病。

无反应性结核病是一种少见的、易被误诊的非常严重的全身血行播散性结核病。因其临床表现不典型先后被称为伤寒型结核病、结核性败血症、急性干酪性粟粒型结核病等，多发生于机体免疫功能、尤其是细胞免疫功能极度低下者。其病理学改变的特点为大量干酪性粟粒样病灶或多发性脓肿样坏死。显微镜下可见坏死灶内大量抗酸杆菌而缺少结核性增殖性炎症的特征性改变——类上皮细胞结节和结核肉芽肿表现，病灶周围无或少见类上皮细胞、郎罕氏巨细胞及淋巴细胞。患者 PPD 皮肤试验常阴性，且病变广泛分布，可累及全身组织与器官，故称之为无反应性结核病。其临床特点为急性起病、寒战、高热，伴头、胸、腹、骨等多处疼痛及肝、脾、全身淋巴结肿大，胸片可发现肺门纵隔淋巴结肿大，胸腔积液而肺部血行播散性肺结核改变较晚出现或不典型，血常规检查有时可呈类白血病反应或白细胞减少、血小板减少、贫血等，故常易被误诊为恶性淋巴瘤、多发性骨髓瘤、白血病、再生障碍性贫血、败血症、系统性红斑狼疮、恶性组织细胞增多症等。因早期诊断困难，病情进展迅速、病死率高，多数患者尸检后才获确诊。

第七章

病原学阴性肺结核诊断流程及质量控制

病原学阴性肺结核因缺乏病原学及病理学证据，主要依据临床症状、体征、胸部影像学检查以及必要的辅助检查结果进行综合分析诊断。规范诊断流程，严格的质量评价是降低病原学阴性肺结核过诊或误诊的重要保证。

一、诊断流程

（一）问诊

活动性肺结核患者均有不同程度的临床表现，病原学阴性肺结核因为病变程度轻，症状多不典型，在问诊过程中，医生应仔细甄别患者主诉的症状。

问诊的内容：是否有咳嗽、咳痰、咯血、胸痛、发热、乏力、食欲减退和盗汗等肺结核可疑症状；症状出现和持续时间；既往抗结核治疗史和诊疗经过；是否已在其他地区登记和治疗等。

（二）填写初诊患者登记本

凡前来就诊的患者（包括可疑症状者和疑似患者）都要在"初诊患者登记本"上登记。"初诊患者登记本"由定点医疗机构结核门诊接诊人员填写。

（三）肺结核相关检查

1. 结核病实验室检查　根据实验室所具备的结核病检测技术，对患者进行实验室检查。

（1）痰涂片检查：对所有初诊患者开具痰涂片检查单，嘱患者留取 3 份痰标本（即时痰、夜间痰和次日晨痰）送交实验室。进行分枝杆菌涂片显微镜检查（萋-尼氏染色或荧光染色）。

（2）分枝杆菌核酸检查：具备分子生物学核酸检测能力的定点医疗机构，若患者痰涂片结果"阴性"，且胸部影像学检查发现疑似结核病病变，进行分枝杆菌核酸检测。

定点医疗机构不具备分枝杆菌核酸检测能力，也可将痰标本送检上级医疗机构或具备分枝杆菌核酸检测能力的其他医疗机构检测。

（3）分枝杆菌分离培养：不具备分枝杆菌核酸检测能力，但具备分枝杆菌分离培养能力的定点医疗机构（也可将痰标本送检上级医疗机构或具备分枝杆菌分离培养能力的其他医疗机构检测），对所有涂片结果"阴性"的患者，取 2 份痰标本（夜间痰和晨间痰）进行痰分枝杆菌分离培养检查（固体培养基培养或液体培养基培养）。若痰培养"阳性"，则将结核菌株送至上级定点医疗机构开展耐药筛查。

2. 胸部影像学检查

（1）成年人拍胸部正位片 1 张。

（2）0～14 岁儿童肺结核可疑症状者，先进行结核菌素试验和结核病实验室检查，结核菌素试验强阳性者拍胸部正位片 1 张；结核菌素试验阴性或一般阳性，病原学阴性，则结合临床表现,考虑拍胸部正位片。

(3)如有 2 周以内胸片,可借阅其胸片,不需再拍胸片检查。

对于影像变现不典型,需进一步鉴别诊断的患者 CT 检查更能清晰显示病灶形态及与周围组织关系。

3. 结核病相关免疫学检查

(1)结核菌素(PPD)试验:对 0~14 岁儿童肺结核可疑症状者、与病原学阳性肺结核患者密切接触的 0~14 岁儿童、或需与其他疾病鉴别诊断的患者,应做结核菌素试验。

(2)γ-干扰素释放试验及结核相关抗原及抗体检测:对于诊断不明确病原学阴性肺结核,定点医疗机构可结合自己检测条件开展 γ-干扰素释放试验或结核相关抗原及抗体检测。

无论结核菌素试验,还是 γ-干扰素释放试验及结核相关抗原及抗体检测仅能用于结核病辅助诊断。因受多种因素的影响,即使这些检查结核阴性也不能除外结核病诊断。

4. 病理学检查　有条件单位,可进行肺组织病理学检查。肺组织病理发现典型的结核结节病理特征或在组织标本中发现结核分枝杆菌可做为肺结核确诊依据。

(四)登记管理

所有诊断为病原学阴性活动性肺结核患者均要建立病案。并将相关信息录入结核病管理信息系统(以下简称"专报系统")或在"结核病患者登记本"上(图 7-1)。

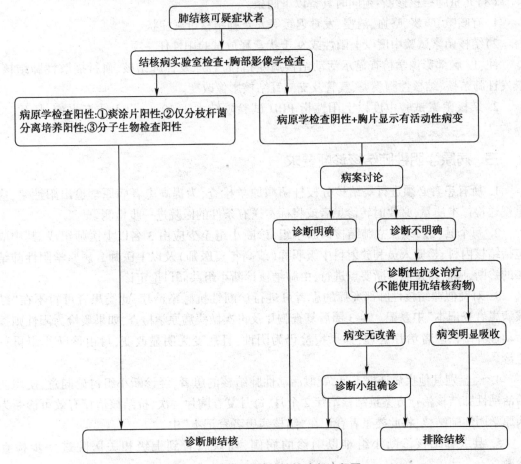

图 7-1　病原学阴性肺结核诊断流程图

二、病原学阴性肺结核诊断要点

参照新修订的《肺结核诊断》(WS288-2017)标准,病原学阴性肺结核的诊断须符合下列条件。

胸部影像学检查显示与活动性肺结核相符的病变,结核病病原学或病理学检查阴性,经鉴别诊断排除其他肺部疾病,同时符合下列条件之一者:

(1)有咳嗽、咳痰、咯血等肺结核可疑症状者。

(2)结核菌素试验中度以上阳性者。

(3)γ-干扰素释放试验阳性者。

(4)结核分枝杆菌抗原或抗体检查阳性者。

(5)肺外组织病理检查证实为结核病变者。

(6)气管及支气管结核诊断:支气管镜检查镜下改变符合结核病改变者。

(7)结核性胸膜炎诊断:须同时具备以下两条。

1)胸腔积液为渗出液、腺苷脱氨酶升高。

2)结核菌素试验中度以上阳性或γ-干扰素释放试验阳性或结核分枝杆菌抗体检查阳性任一条者。

(8)儿童肺结核诊断:须同时具备以下两条。

1)有咳嗽、咳痰、咯血、消瘦、发育迟缓等儿童肺结核可疑症状。

2)结核菌素试验中度以上阳性或γ-干扰素释放试验阳性任一项。

注:1. 胸部影像学检查显示活动结核病变指:符合原发性肺结核、血行播散性肺结核、继发性肺结核、结核性胸膜炎、气管及支气管结核影像改变。

2. 结核菌素试验中度以上阳性指 PPD 试验硬结大于 10mm 以上或有水疱、坏死、双圈者。

三、病原学阴性肺结核诊断要求

1. 所有患者必须进行痰结核分枝杆菌病原学检查,为提高患者病原学检出阳性率,应重视送检标本质量,必要时转诊患者或将标本送有条件的医院进一步检测。

2. 每个县(区)须成立肺结核诊断小组,诊断小组至少应由 3 名以上医师组成,其中应包括结核内科、检验人员和放射科中级职称(或高年资医师)及以上医师。病原学阴性肺结核的诊断,应严格按照诊断要点进行,由肺结核诊断小组共同讨论定诊。

3. 对疑似非结核性肺部炎症的患者可进行诊断性抗感染治疗,此类患者可暂不在"结核病患者登记本"中登记。2~3 周后复查胸片及再次做痰病原学检查,如果痰检为阳性则按活动性肺结核患者治疗管理;如果痰检仍为阴性,且病变无明显改变,可由诊断小组再行定诊。

4. 经鉴别其他疾病证据不足,疑似活动性肺结核的患者,经诊断小组讨论同意,使用初治活动性肺结核治疗方案抗结核治疗 2 个月,每月复查胸片一次,抗结核治疗有效可诊断为病原学阴性肺结核,将此类患者登记在"结核病患者登记本"中。

5. 县级肺结核诊断小组难以确诊的病例,建议患者到上级相关医院进一步检查诊断。

6. 定点医疗机构每月组织肺结核诊断小组对所有在治的病原学阴性肺结核病例定期讨论,对于过诊、误诊的患者及时更正。每次讨论结果,详细记录在病案中。

四、病原学阴性肺结核诊断质量评价与考核

1. 病原学阴性肺结核诊断流程(表7-1)

数据来源:现场数据核查。

指标:执行病原学阴性肺结核规范诊断流程患者比例,大于或等于95%。

公式说明:病原学阴性肺结核规范诊断流程执行率 $= \dfrac{执行规范诊断流程患者数}{诊断病原学阴性肺结核患者总数} \times 100\%$

表7-1 病原学阴性肺结核诊断流程检查单

患者编号	问诊		相关检查						诊断小组讨论	诊断性治疗		诊断流程规范
	有无活动性肺结核接触史	有无结核可疑症状	病原学	影像学	病理学	辅助检查				抗感染治疗	抗结核治疗	
						PPD	γ-干扰素释放试验	分枝杆菌抗原或抗体				

注:符合条件(1)~(3)为诊断流程规范。

(1)问诊、病原学、影像学、诊断小组讨论为必备项目;

(2)影像学表现不典型患者,诊断性治疗为必备项目;

(3)结核相关辅助检查、病理学检查依据技术条件至少选择一项

2. 病原学阴性肺结核诊断依据(表7-2)

数据来源:现场数据核查。

指标:符合病原学阴性肺结核诊断依据患者比例,大于或等于95%。

公式说明:符合病原学阴性肺结核诊断依据患者比例 $= \dfrac{符合菌阴肺结核诊断依据患者数}{诊断病原学阴性肺结核总数} \times 100\%$

表7-2 病原学阴性肺结核诊断依据检查单

患者编号	肺组织结核		气管及支气管结核		结核性胸膜炎		儿童结核		诊断依据符合
	必备条件①	其他条件②,③,④,⑤,⑥	必备条件①,⑦	其他条件②,③,④,⑤,⑥	必备条件①,⑧	其他条件②,③,④,⑤,⑥	必备条件①,②	其他条件③,④	

注:(1)必备条件全满足,其他条件至少满足一条者为诊断依据符合。

(2)编号说明:①胸部影像学检查显示与活动性肺结核相符的病变;②有肺结核可疑症状者;③结核菌素试验中度以上阳性;④γ-干扰素释放试验阳性者;⑤结核分枝杆菌抗原或抗体检查阳性者;⑥肺外组织病理检查证实为结核病变者;⑦支气管镜检查镜下改变符合结核病改变者;⑧胸水为渗出液、腺苷脱氨酶升高者

3. 病原学阴性肺结核实验室检查

（1）痰标本合格率

数据来源：实验室抽检痰涂片。

指标：痰标本合格率大于90%。

合格痰：黏液痰、脓痰、血痰（唾液为不合格痰标本）。

$$痰标本合格率 = \frac{合格痰标本数}{实验室抽检痰标本数} \times 100\%$$

（2）痰涂片数量（包括：萋-尼氏抗酸染色、荧光染色显微镜检查）

数据来源：患者入院或初诊病案痰检报告单。

指标：患者3份痰涂片比例大于或等于98%。

$$3份痰涂片比例 = \frac{有3份痰涂片检查患者数}{诊断病原学阴性肺结核患者总数} \times 100\%$$

（3）涂片及染色合格率

数据来源：实验室抽检痰涂片。

合格：涂片大小及厚薄适宜，染色适中。

指标：涂片及染色合格率90%。

$$痰标本合格率 = \frac{合格痰标本数}{实验室抽检痰标本数} \times 100\%$$

（4）分枝杆菌分离培养或分子学检查

结核分枝杆菌分离培养包括分枝杆菌固体培养基培养、液体培养基培养。

结核分枝杆菌分子生物学检查包括脱氧核糖核酸、核糖核酸检查。

数据来源：患者入院或初诊病案痰检报告单（分枝杆菌分离培养或分子学检查任一项）。

指标：分枝杆菌分离培养或分子学检查比例大于或等于90%。

$$分枝杆菌分离培养或分子学检查比例 = \frac{有培养或分子学检查报告单患者数}{诊断病原学阴性肺结核患者总数} \times 100\%$$

4. 病原学阴性肺结核影像学检查

数据来源：患者入院或初诊胸部影像检查（普通胸片或CT）现场核查。

指标：胸部影像诊断总符合率大于85%，误诊小于5%，过诊小于10%。

$$胸部影像诊断符合率 = \frac{与专家影像诊断一致患者数}{诊断病原学阴性肺结核患者总数} \times 100\%$$

注：与专家影像诊断一致患者数指，质量评价时，专家阅片结果与当地既往影像诊断结果相同患者数量。

第八章

儿童病原学阴性肺结核诊断与治疗

结核病目前仍然是发展中国家重要的公共问题,儿童是重要的发病人群。世界卫生组织估计 2018 年全球 15 岁以下儿童新患结核病约 110 万,占所有结核病病例的 11%。与成人不同,儿童大多为首次感染结核分枝杆菌,引起结核病的主要类型是原发肺结核,肺部病变中结核菌数量少,经呼吸道排菌少,同时儿童不会咳痰,难以留取痰标本进行细菌学检查,所以通常诊断为肺结核的儿童中 60%~70% 的病例为病原学阴性的肺结核,易造成发现和诊断延迟。另一方面,儿童正处于生长发育阶段,各组织器官及免疫功能发育尚不完善,易发生重症和播散性结核病,如不能及时诊治,可引起严重并发症和后遗症。早期诊断和治疗儿童肺结核,对于提高儿童结核病的防控、实现结核病防控目标,改善儿童健康水平十分重要。

一、流行病学史

儿童肺结核多由患活动性肺结核的成人传染而来,明确近期(2 年内)与活动性肺结核尤其痰涂片抗酸染色阳性或痰结核分枝杆菌培养阳性的成人患者有密切接触史,对诊断很有意义。密切接触史指与肺结核患者生活在同一家庭中,或者频繁接触,如儿童看护者和学校人员。5 岁以下儿童家庭内传染可能性较大,年长儿童需要注意来自家庭外的传染,如同学和老师等。病原学阴性成人肺结核尽管排菌量少,也有一定传染性,不应忽视儿童与其接触后有被传染的可能,有研究表明其感染率为 6.5%~19.1%。由于一些成人已患肺结核,但并未就诊,可导致与之密切接触的儿童阳性接触史传达信息错误。若与儿童密切接触的一级和二级亲属、学校和幼儿园老师,以及其他看护者有明确活动性肺结核史;或者对高度可疑儿童的一级和二级亲属进行胸部 X 线摄影检查发现活动性肺结核,可作为儿童肺结核的重要诊断依据之一。大约有 32%~42% 的儿童肺结核能发现明确的活动性结核病患者接触史。

婴幼儿患原发肺结核很少作为传染源感染其他儿童,因为这些患儿气道分泌物中结核分枝杆菌很少,经常没有咳嗽或缺乏足够的咳嗽力量使咳出物达到合适大小的感染颗粒悬浮于空气中,但患有成人型肺结核的青春期儿童多能传播结核分枝杆菌。接种卡介苗对肺结核病发生有一定的预防作用,可预防 40%~60% 的儿童肺结核发生,对重症肺结核如粟粒性肺结核的保护率可达 80%~90%。传染病如麻疹或百日咳可引起细胞免疫功能的抑制,使潜伏结核感染转变为活动性结核病。

二、临床表现

儿童肺结核通常呼吸道症状较轻,肺部体征不明显,与影像学检查所见肺内病变不成比例,形成呼吸道症状和体征轻,而胸部 X 线显示病灶重的肺结核感染特点。基于症状的评分系统对儿童肺结核的诊断敏感度和特异度都较低。最常见的症状是咳嗽和发热,伴结核中毒症状,如夜间多汗、食欲减退和体重不增或减轻。在免疫功能正常的儿童,如表现有持续 2 周以上不缓解的发热、咳嗽、乏力和生长迟缓,则提示为罹患肺结核的可能。

(一)原发肺结核临床表现

半数儿童早期无任何症状,部分患儿可有 1~2 周的发热,往往被诊断为一般呼吸道感染。稍重者以结核中毒症状为主,可伴有慢性咳嗽,但咳嗽往往不重,多见于年龄较大儿童。婴幼儿可急性起病,高热但一般情况尚好,持续 2~3 周后转为低热,伴结核中毒症状,并且体重不增或生长发育迟缓。部分儿童可出现眼疱疹性结膜炎、皮肤结节性红斑和/或多发性一过性关节炎等结核蛋白过敏症状。

当胸内淋巴结高度肿大时,可压迫或侵蚀胸内其他器官和组织,产生一系列压迫症状:压迫气管支气管出现类似百日咳样痉挛性咳嗽;压迫支气管使其部分阻塞时可引起喘鸣;侵蚀心包可引起心包炎,大血管受侵可引起大出血而死亡,腔静脉受压引起上腔静脉综合征,喉返神经受压出现声音嘶哑等;形成淋巴结支气管瘘时出现阵发性呛咳、发绀和呼吸困难。

体格检查肺局部异常体征可不明显。如原发病灶较大,叩诊呈浊音,听诊呼吸音减低或有少许干湿啰音。支气管受压或阻塞时可听到局限喘鸣音或两肺均有哮鸣音,对侧哮鸣音者系反射性支气管痉挛所引起。浅表淋巴结轻度或中度肿大,肝脾可轻度肿大。

(二)干酪性肺炎临床表现

多由原发肺结核进展而来,起病较急,表现高热及明显中毒症状,呼吸困难,咳嗽多痰,可咯血,北京儿童医院曾有一幼儿因干酪性肺炎大咯血而不治。体温可呈稽留热,数周后体温逐渐波动或转为弛张热,体温下降时伴有大量出汗。患儿一般情况较差,面色苍白、消瘦、食欲减退,并出现发绀。体检常呈重病容,呼吸急促,大叶性干酪性肺炎可有肺实变体征。肺部听诊轻者有少许散在干啰音,重者有管状呼吸音及大量中小水泡音。

(三)血行播散性肺结核临床表现

多数起病较急,表现为较长期发热,伴有咳嗽,婴儿可出现呼吸急促。部分患儿伴有头痛、呕吐、惊厥等脑膜刺激症状,多见于婴幼儿。免疫功能低下儿童可表现为弛张高热、中毒症状重,伴全身紫癜和出血现象,类似败血症,称为"败血症型"。少数婴幼儿缓慢起病,除结核中毒症状外,常伴有消化不良、腹泻、营养不良和明显消瘦,称为"消化不良型"。

体格检查肺部往往缺乏明显体征,病灶融合或继发感染时,可听到细湿啰音。约半数患儿可有全身淋巴结和肝脾大。眼底检查可在脉络膜发现结核结节,少数患儿可见皮肤粟粒疹。皮肤粟粒疹为尖锐丘疹,针尖大小或直径 2~3mm,色淡红,有时为出血性,呈褐红色,中心可有针尖大小水疱或脓疱,多见于躯干,新鲜丘疹中常可找到结核分枝杆菌。重症患儿可并发急性呼吸衰竭、心力衰竭、弥散性血管内凝血、气胸、纵隔气肿和皮下气肿等。

(四)继发性肺结核临床表现(浸润病灶)

多见于 10 岁以上儿童,多数起病缓慢,表现慢性结核中毒症状,少数患者起病急剧,出现畏寒、高热。早期轻微干咳或仅咳少量白色黏液痰、痰中带血或少量咯血、胸痛等。随着病情进展,病灶扩大和空洞形成,病灶破坏大血管或空洞内形成假性血管瘤时,可有中等量甚至大量咯血。进展为干酪性肺炎患者,咳嗽剧烈,有时可咳出干酪样物质。浸润性肺结核常合并有肺不张、肺气肿、气胸、胸膜炎等并发症,表现为气短和呼吸困难等。病灶范围较小时,一般状况良好;病变范围较大、肺组织破坏过重者,全身状态极差,消瘦、贫血貌,可见鼻翼扇动和发绀。

浸润病灶或干酪病灶呈大叶范围,或并发肺不张和广泛胸膜肥厚时,视诊两侧胸廓不对称,一侧呼吸运动减弱。触诊气管不居中,或两侧语颤改变。叩诊患部呈浊音或实音。听诊有呼吸音减弱、支气管呼吸音和湿啰音。

(五) 结核性胸膜炎临床表现

多数起病较急,表现高热、盗汗、食欲减退、呼吸急促,患儿病初往往诉胸痛,呈针刺样疼痛,咳嗽和深吸气时胸痛加重。起病缓者表现为中等度发热和结核中毒症状,干咳或刺激性咳嗽,但一般咳嗽不剧、无喘息和咯血。胸痛约持续 2~3 日,当胸腔积液集聚较多时呼吸动作受限,胸痛即可减轻或消失。大量胸腔积液可压迫肺脏和心血管使呼吸面积和心排血量减少,出现气急和呼吸困难。

病初在干性胸膜炎期肺部听诊可有患侧呼吸音减低和胸膜摩擦音,在吸气和呼气均较明显。大量积液时患侧胸廓和肋间饱满,呼吸运动减弱,气管和心脏向健侧移位,叩诊为浊音或实音,语颤或呼吸音减低或消失,叶间积液和肺底积液体征不明显。

三、实验室检查

(一) 病原学检查

1. 涂片和培养　病原学检查对于病原学阴性肺结核的诊断和鉴别诊断仍然很重要。对怀疑肺结核的儿童应尽可能留取 3 份以上合格标本进行结核分枝杆菌涂片、固体或液体培养。学龄儿童可通过自发咳痰留取痰标本,但婴幼儿不会咳痰,入睡时呼吸道的纤毛运动将含有结核分枝杆菌的痰液送至喉部,然后吞咽至胃内,可连续 3 次清晨空腹取胃液进行病原学检查。诱导痰取痰标本对任何年龄儿童都安全可行,患儿先雾化吸入支气管扩张剂,然后雾化 3%~5% 的高张盐水 15 分钟,最后年长儿可自行咳出痰液,而婴幼儿通过吸痰管吸取鼻咽部痰液作为痰标本,诱导痰得到的阳性细菌学结果与胃液相当。鼻咽吸取痰液较取胃液侵袭性较小,不需禁食,细菌培养阳性率也可与胃液相当。支气管肺泡灌洗液适用于需要支气管镜检查和治疗的患儿。儿童吞咽进入消化道的结核分枝杆菌可以通过粪便排出,可留取粪便标本进行培养,易于被患儿接受。

另外,通过改进痰涂片和培养技术也可提高病原学检查的阳性率,如使用荧光显微镜观察可提高痰涂片阳性率;液体培养系统如显微镜下观察药敏试验(MODS)培养与固体培养相比较,检出敏感度提高,平均检测时间由 32 天缩短至 7 天。

2. 分子生物学检查　儿童肺结核相对感染结核分枝杆菌量少,传统的细菌学检查如涂片和培养阳性率低而且耗时长,以 PCR 技术为基础的分子生物学方法可以通过检测临床标本中拷贝数很低的结核分枝杆菌 DNA 而确定诊断,因而具有较高的敏感度和特异度,其检测结果通常可以在 1~2 天内获得,可用于快速早期诊断。传统 PCR 技术的缺点是操作复杂,需要良好的实验室条件,易于污染而出现假阳性,因此其结果需要结合临床和影像学表现进行综合分析。

新型分子诊断技术如利福平耐药实时荧光定量核酸扩增检测(Xpert MTB/RFP)以全自动半巢式实时 PCR 技术为基础,以 rpoB 基因为靶基因,可以在 2 小时内同时检测结核分枝杆菌 DNA 和利福平耐药,具有较高敏感度和良好特异度,并且具有快速、操作简单和生物安全性高等优点。

（二）免疫学检查

1. 结核菌素试验（TST） 对儿童肺结核有重要的辅助诊断价值,仍然是目前诊断结核感染的主要方法。儿童肺结核大约85%为阳性反应。人体受结核分枝杆菌感染4～8周后,机体对于结核菌蛋白产生变态反应。此时如做结核菌素试验,即呈阳性反应。结核菌素反应属第Ⅳ型变态反应。目前国内常规以5单位结核菌纯蛋白衍生物（PPD）作为临床试验。我国新版肺结核诊断标准更新了TST阳性判定标准:硬结平均直径≥5mm,<10mm为一般阳性;硬结平均直径≥10mm,<15mm为中度阳性;硬结平均直径≥15mm或局部出现双圈、水疱、坏死及淋巴管炎者为强阳性。对于原发或继发免疫功能低下、营养不良、重症结核病者,PPD试验(+),对于其他一般人群,PPD试验(++)以上,同时能除外卡介苗接种后的免疫反应,是临床诊断儿童肺结核的重要依据。

TST缺点是判断结果存在主观差异,儿童接种卡介苗后和非结核分枝杆菌感染后可呈阳性,而严重肺结核患者进行TST检测可呈假阴性。卡介苗接种后反应和自然感染后TST试验阳性可通过以下几点鉴别:①自然感染反应较强,硬结直径一般均>10mm,或≥15mm;而接种后反应一般较弱,硬结直径多为5～9mm,很少会达到15mm以上。②自然感染时结素反应持续时间较长,硬结大都在7～10日后才消退,甚至持续更长时间,硬结消退后,遗留色素沉着甚至有脱皮现象;但接种后的反应持续时间短,大多在3～7日内完全消退。③自然感染结素反应质地较硬,明显高出皮面,颜色深红,边缘清楚,可有起疱、脱屑及色素沉着;而接种BCG后结素反应质地较软、微高出皮面,浅红且边缘不清,无起疱或脱屑,一般无色素沉着。④自然感染反应持续时间较长,可长达10年以上,短时间内反应无减弱的倾向;接种BCG后的反应有较明显的逐年减弱倾向,80%～90%在2～3岁时结素反应即为阴性。

2. γ-干扰素释放试验（IGRAs） 是诊断结核感染体外免疫检测的新方法。其原理是结核感染者体内存在特异的效应T淋巴细胞,当再次受到结核分枝杆菌特异性抗原早期分泌抗原靶-6（ESAT-6）和培养滤液蛋白-10（CFP-10）刺激效应T淋巴细胞活化分泌γ-干扰素,通过免疫学方法体外检测γ-干扰素释放的免疫学技术。目前有2种相关的方法:结核感染T细胞斑点试验（T-SPOT.TB）和QuantiFERON-TB Gold In-Tube（QFT-GIT）。IGRAs不受接种卡介苗和大多数非结核分枝杆菌感染的影响,因而有更好的特异度,但与TST相比其敏感度并未显现优势,与TST一样,IGRA阳性仅表示结核感染,并不代表儿童一定患有结核病。IGRAs在5岁以下儿童有较高比例出现不确定的结果,而且需要静脉取血,价格昂贵,所以对于中低收入国家WHO不推荐使用IGRAs替代TST用于怀疑儿童肺结核的诊断。

3. 血清结核抗体检测 通过免疫学方法可检测血清结核分枝杆菌抗原或抗体,但由于敏感度和特异度变异度大不被世界卫生组织推荐,但儿童肺结核大多病原学检测阴性,血清结核分枝杆菌抗体检测具有简便、快速等优点,选择高敏感度和特异度的抗原或抗原组合进行血清学抗体检测对儿童肺结核仍具有一定的辅助诊断价值。

（三）病理学检查

组织病理学检查对于儿童肺结核有确诊价值,但若病理改变中未找到结核分枝杆菌,需要结合临床和影像学表现以除外真菌感染等疾病引起的肉芽肿改变。纵隔淋巴结、肺和胸膜活检均为有创检查,由于受到家长接受程度及技术水平的影响,一般仅在病原学检测阴性及临床考虑结核病与肺、纵隔或胸膜恶性疾病不能鉴别时才考虑采用上述活检技术。

四、影像学检查

胸部影像学检查是诊断儿童病原学阴性肺结核的重要依据,各型肺结核影像表现不同且常同时存在,构成肺结核影像的复杂性。胸片是怀疑儿童肺结核时首选影像学检查,但胸片诊断的敏感度和特异度仅分别为39%和74%。由于胸腺的影响,婴幼儿应同时进行侧位X线胸部摄影,以协助评估肺门和纵隔情况。

对于病情复杂的患者,应进行胸部CT扫描。胸部CT有助于发现肺门或纵隔肿大淋巴结,以及常规胸部X线摄影不易发现的结核病灶、空洞病变和早期粟粒影。通过肺CT扫描气道重建,可以观察气管支气管的受累情况,部分诊断困难者通过CT增强检查可以发现肺实变内低密度坏死灶,以及淋巴结肿大中央低密度、周围呈环形强化的特征性改变。

胸部超声检查对于评价纵隔淋巴结肿大和鉴别游离或分隔状胸腔积液有价值。

儿童各项肺结核影像特点:

(一)原发型肺结核

包括原发综合征及支气管淋巴结结核,原发综合征由4部分组成:肺部原发灶、淋巴结结核、淋巴管炎以及初染灶邻近的胸膜炎。其典型影像表现为哑铃状双极阴影,目前较少见。原发灶可发生肺内任何部位,多见于肺上叶底部和下叶上部,右侧多于左侧,好发于胸膜下,一般为小叶性病灶,也可为累及肺段甚至肺叶的实变。淋巴结肿大首先侵犯同侧肺门和纵隔淋巴结,以右肺门及右支气管旁淋巴结肿大最多见,少数累及对侧。淋巴管炎为原发灶与淋巴结之间的一条或数条粗糙模糊的条索阴影。胸膜炎改变大多表现为局限性胸膜增厚。在原发综合征的组成部分中,胸片淋巴管炎和胸膜改变的显示率较低。原发病灶吸收仅遗留肺门或纵隔淋巴结肿大称为支气管淋巴结结核,影像表现为纵隔增宽或肺门淋巴结肿大,分两型,边缘锐利为肿瘤型,模糊不清为浸润型。

(二)支气管结核

肺门或纵隔淋巴结肿大随病情进展可压迫和侵蚀支气管引起支气管变形和淋巴结支气管瘘形成支气管结核,影像表现为支气管壁不规则、扭曲、管腔狭窄、肺不张、肺实变-不张、肺气肿和支气管播散等。

(三)干酪性肺炎

儿童干酪性肺炎多由原发肺结核进展而来,其病理学特征在初期为高度渗出性病变,不久坏死组织发生溶解,影像表现为肺部大片或散在高密度阴影,同时病变内有单发或多发大小不等的空洞。

(四)急性粟粒性肺结核

早期胸部X线表现为肺纹理增多和下肺野稀疏网点状阴影,症状出现2~3周后可表现典型的密度、大小、分布均匀的粟粒结节阴影。病灶以增殖性结节为主时,边缘清晰,以渗出性结节为主时,边缘模糊。病情进展时粟粒状阴影可相互融合形成分布、大小不一的片状影。婴幼儿病灶周围反应显著,渗出明显,粟粒状阴影边缘模糊,分布、大小不一呈雪花片状。由于小儿急性粟粒性肺结核多由原发性肺结核恶化而来,常伴有原发性肺结核征象。胸部CT显示早期粟粒阴影较X线摄片更为敏感,故在临床高度怀疑本病时,宜选择胸部CT

检查。

（五）继发性结核

影像表现为肺内结节或斑片状渗出性阴影、空洞以及支气管播散病变。儿童下叶肺病变多于双肺上叶。斑点状阴影，排列似"梅花瓣"状阴影，又称树芽征，为浸润性肺结核支气管播散典型影像学表现。

（六）结核性胸膜炎

胸片多表现为单侧胸腔内中等量以上积液，以右侧多见，仅少数病例可见肺实质浸润。胸腔积液吸收后可形成胸膜粘连、肋间隙变窄、纵隔向患侧移位以及胸膜钙化等。

五、支气管镜检查

儿童原发肺结核常并发支气管结核，尤其多见于 2 岁以下儿童，其发生率可达 55%。当临床症状或胸部影像学检查结果考虑有气道受累，应进行支气管镜检查。支气管镜检查可见到以下病变：①肿大淋巴结压迫支气管致管腔狭窄，或与支气管壁粘连固定，以致活动受限；②黏膜充血、水肿、炎性浸润、溃疡或肉芽肿；③在淋巴结穿孔前期，可见突入支气管腔的肿块；④淋巴结穿孔形成淋巴结支气管瘘，穿孔口呈火山样突起，色泽红而有干酪样物质排出。慢性期后瘘孔平坦苍白，周围呈星状收缩瘢痕，引起管腔狭窄。最常受累的为右中叶支气管（72%），其次为左主支气管（62%）。也可以抽吸分泌物、刷检及活检进行病原学或病理学检查；对肺结核和支气管结核诊断非常有帮助。

六、诊断与鉴别诊断

儿童病原学阴性肺结核包括疑似病例和临床诊断病例，诊断主要根据流行病史、临床表现、影像学表现以及结核菌素试验和干扰素释放试验结果，同时尽可能获得病原学和病理学依据。

根据新颁布的卫生行业肺结核诊断标准，儿童疑似肺结核病例应符合下列两项之一：具备胸部影像学表现；5 岁以下儿童具备临床表现同时具备流行病史、结核菌素试验中度阳性或干扰素释放试验阳性之一。儿童肺结核临床诊断病例须同时具备以下两项：①胸部影像及临床表现；②具备结核菌素试验中度阳性或干扰素释放试验阳性。

由于缺乏病原学阳性诊断依据，临床上儿童病原学阴性肺结核误诊率高，在诊断时需要与临床和影像学表现相似的很多疾病相鉴别，且不同肺结核类型有不同的疾病鉴别谱，主要的疾病鉴别谱也不同于成人。根据我们的经验，需要鉴别的常见疾病有以下几种。

（一）原发肺结核鉴别诊断

1. 细菌性肺炎　婴幼儿肺结核易误诊为细菌性肺炎，细菌性肺炎一般急性起病、咳嗽、喘息或气促明显，肺部啰音与影像学表现基本一致，外周血白细胞和中性粒细胞升高，C 反应蛋白（CRP）明显升高，抗生素治疗有效，影像无肺门和纵隔淋巴结肿大。肺结核一般亚急性起病，呼吸道症状和肺部体征轻，肺部少有啰音，除非发生干酪性肺炎和血行播散，一般外周血白细胞正常，对抗生素治疗无反应，肺部除浸润阴影外，常伴有肺门和纵隔淋巴结肿大。如病程较短，胸部 X 线片淋巴结肿大不明显时，可行胸部 CT 检查。另外 PPD 试验、有无密切结核病接触史、痰液或胃液结核分枝杆菌检查均有助于鉴别。

2. 支原体肺炎　支原体肺炎也具有影像学表现重而肺部体征不明显，而且影像学表现除实质浸润外可伴有肺门淋巴结肿大,需要与原发肺结核鉴别,但支原体肺炎多见于学龄儿童,多表现发热伴阵发剧烈干咳,肺门淋巴结一般为轻度肿大,不融合,支原体抗体阳性,大环内酯类抗生素治疗有效,而无结核接触史,PPD试验阴性。

3. 隐球菌肺炎 肺隐球菌病起病相对缓慢,症状包括发热、咳嗽、消瘦、盗汗,体检肺部可有干、湿啰音,影像学表现有肺门和纵隔淋巴结肿大,胸膜下和肺内结节或粟粒影。由于肺隐球菌病的起病方式、临床和影像学表现与肺结核极相似,肺隐球菌病又相对少见,因此易误诊为肺结核。肺部是隐球菌的入侵门户,隐球菌感染首先引起肺隐球菌病,若未及时诊断和治疗,可造成血行播散,引起肝脾、脑等全身播散性隐球菌病。肺隐球菌病多数有鸽子或家禽密切接触史。肺门和纵隔淋巴结肿大在增强 CT 扫描后环型强化不明显。若同时合并结节在胸膜下分布,肺隐球菌病可能性大。肺隐球菌病尤其是有播散倾向或已发生播散者,血清隐球菌抗原常阳性,痰液隐球菌培养阳性,PPD 阴性,无结核病接触史,痰液结核分枝杆菌检查阴性,抗结核治疗对肺隐球菌病无效。为避免肺隐球菌病误诊为肺结核,对于诊断为肺结核而 PPD 试验和干扰素释放试验阴性,应考虑到肺隐球菌病的可能,应反复进行血清隐球菌抗原检查。

4. 淋巴瘤 20%~50%的恶性淋巴瘤在其病程中发生肺转移。受累方式包括纵隔淋巴结肿大,直接侵犯肺实质、胸膜;也可通过淋巴或血行转移侵及肺脏。恶性淋巴瘤的胸部影像学表现有胸内淋巴结肿大,以前纵隔和气管周围受累多见,可伴有肺门淋巴结肿大。肺部表现可分为结节型、肺炎型、支气管、血管-淋巴管型、粟粒播散型,常有 2 种表现同时存在,易误诊为支气管淋巴结结核或急性粟粒性肺结核。但淋巴瘤病情进展快,胸内淋巴结受侵时,气管受压明显,出现呛咳、呼吸困难,可侵犯附近的大血管。多合并周围浅表淋巴结肿大,晚期发生骨髓浸润。PPD 皮试阴性、无结核病接触史、结核分枝杆菌检查阴性。最终确诊依靠病理学检查。

(二) 支气管结核鉴别诊断

支气管结核诊断的重要依据是支气管镜下气道形态学改变,因此,认识支气管镜下气道形态学特征对鉴别诊断十分重要,同时留取支气管肺泡灌洗液或气道病变病理结核分枝杆菌检测有助于明确支气管结核的诊断。

1. 气道异物 支气管异物是儿科急慢性肺疾患的原因之一。支气管异物的支气管镜下表现为受累支气管局部,由于受异物的刺激而产生化脓性感染并产生肉芽,异物常常在多次局部治疗后,方得以暴露而被取出。因此,其形态特征与支气管结核的肉芽型、干酪型及混合型有相似之处,应注意鉴别。

2. 反复呼吸道感染 临床上反复或慢性咳嗽、咳痰,而影像学无明显异常,需与支气管结核鉴别,其支气管镜下气管、支气管黏膜炎性改变、分泌物增多表现。

3. 支气管内肿瘤及占位性病变 其支气管镜下气道形态学特征与支气管结核有类似特征,应结合病史及病理检查来鉴别。

4. 气管食管瘘 临床以反复呼吸道感染为表现,支气管镜下气道分泌物增多,仔细观察可见有窦道,瘘多见于气管和隆突左右支气管开口部,应与支气管结核的干酪型和混合型鉴别。

(三) 干酪性肺炎鉴别诊断

1. 细菌性肺炎 起病较干酪性肺炎更急,呼吸道症状明显,中毒症状更严重。而干酪性肺炎在高热前往往已有食欲减退、消瘦、盗汗或低热等结核中毒症状。干酪性肺炎在影像学上病灶密度较细菌性肺炎的炎性渗出性阴影为高，一般伴有肺门或纵隔淋巴结肿大，甚至钙化，或有粟粒肺征象。结核病接触史、结核菌素皮肤试验或γ-干扰素释放试验、对抗生素的治疗反应以及痰或胃液结核分枝杆菌和细菌学检查可协助诊断。

2. **病毒性肺炎**　干酪性肺炎影像表现大叶实变需与腺病毒肺炎相鉴别。腺病毒肺炎起病更急，喘憋明显，常伴心力衰竭、呼吸衰竭和中毒性脑病，而这些在干酪性肺炎则少见。腺病毒肺炎外周血中性粒细胞、血沉和 CRP 一般正常或轻度升高，影像无肺门或纵隔淋巴结肿大。结核病接触史、结核菌素皮肤试验或γ-干扰素释放试验以及痰或胃液结核分枝杆菌和病毒学检查，可协助诊断。

3. **肺脓肿**　起病急，中毒症状明显，咳嗽痰多，呈脓性，胸部影像学表现脓肿内有液平面，外周血白细胞和 CRP 多明显升高。干酪性肺炎胸部影像多伴有肺门和纵隔淋巴结肿大及肺内播散。结核病接触史、结核菌素皮肤试验或γ-干扰素释放试验、对抗生素的治疗反应以及痰结核分枝杆菌和细菌学检查可协助诊断。

4. **先天性肺囊性疾病**　包括先天性肺气道畸形（CPAM）、肺隔离症和先天性肺囊肿等，不合并肺部感染时，一般无明显呼吸道症状，影像学表现无炎性渗出性阴影。合并感染时，可表现为发热、咳嗽、喘息和咯血等，须与干酪性肺炎鉴别。无结核病接触史，结核菌素皮肤试验或γ-干扰素释放试验阴性，痰结核分枝杆菌检查阴性，抗感染后肺部囊性病变持续不吸收，支持先天性肺囊性疾病诊断。增强肺 CT 如发现来自体循环的异常血管供给病变区，则提示肺隔离症。

（四）粟粒性肺结核鉴别诊断

粟粒性肺结核在胸部影像学未出现粟粒阴影之前，易误诊肺炎、败血症、结缔组织疾病等，胸部影像学出现粟粒样阴影时，应注意与其他有粟粒阴影表现的疾病相鉴别。

1. **败血症**　急性粟粒性肺结核病初 2 周内常表现发热、外周血白细胞升高，胸片无明显粟粒阴影，易误诊为细菌性败血症。以下几点有助于急性粟粒性肺结核的诊断：①结核感染依据如结核病接触史、结核菌素皮肤试验或γ-干扰素释放试验阳性；②血细菌培养阴性；③抗生素治疗无效；④胸部影像表现纵隔淋巴结肿大、网状影或磨玻璃影或稀疏的、分布欠均匀的粟粒结节。对于这样的患儿，能早期诊断急性粟粒性肺结核的关键是考虑到本病是长期发热的原因之一，尤其是有结核接触史或结核感染证据者，需仔细阅读胸部影像片并动态观察。

2. **肺炎**　急性粟粒性肺结核有发热和咳嗽症状，早期胸部 X 线片表现为肺纹理增多、网状影或呈磨玻璃影或有稀疏、分布欠均匀的粟粒影，可误诊为肺炎。以下几点可资鉴别：急性粟粒性肺结核患儿一般肺部啰音不明显；抗生素治疗无效；常有结核病接触史、结核菌素皮肤试验或γ-干扰素释放试验阳性；仔细阅读胸部影像可发现纵隔淋巴结肿大或原发病灶；动态观察可发现典型的三均匀粟粒样阴影。

3. **结缔组织疾病**　由于急性粟粒性肺结核可表现为长期发热、外周血白细胞升高、中毒症状相对较轻、抗生素治疗无效、病程早期胸部 X 线片正常，因此可误诊为结缔组织疾病如幼年类风湿病。以下几点有助于急性粟粒性肺结核的诊断：①有结核接触史、结核菌素皮肤试验或γ-干扰素释放试验阳性；②胸部影像可有纵隔淋巴结肿大，动态复查可出现典型粟粒阴影。痰或胃液结核分枝杆菌检测阳性。

4. 淋巴瘤　淋巴瘤患儿表现长期发热伴肺内结节病变,应与急性血行播散性肺结核相鉴别。淋巴瘤患儿一般影像上肺部结节散在分布,大小不等,无三均匀表现,结核菌素皮肤试验或干扰素释放试验阴性、无结核病接触史、结核分枝杆菌检查阴性,抗结核以及其他抗感染治疗无效。最终确诊依靠肺活检病理学检查。

5. 衣原体肺炎　婴儿沙眼衣原体肺炎胸部影像表现为双肺粟粒状或网状结节阴影,容易误诊为急性粟粒性肺结核。沙眼衣原体肺炎多见于 3 个月婴儿,大多数无发热,阵发性咳嗽,呼吸急促,听诊肺部可闻及湿啰音,半数患儿有结膜炎。无结核接触史,影像上无肺门或纵隔淋巴结肿大,血沙眼衣原体抗体阳性。

6. 真菌性肺炎　念珠菌、曲霉菌以及新生隐球菌肺炎均可出现类似急性粟粒性肺结核的胸部影像学表现,易误诊为急性粟粒性肺结核,尤其是新生隐球菌肺炎,当发生全身播散,合并脑膜炎和/或腹腔隐球菌感染时,更易误诊为急性粟粒性肺结核合并脑膜炎和腹腔结核病,应注意与真菌性肺炎的鉴别。真菌感染如念珠菌和曲霉菌感染,往往有易感因素如长期应用激素、免疫抑制剂,或存在血液系统疾病和免疫缺陷病等,隐球菌感染往往有鸽子或家禽接触史。另外,真菌性肺炎无结核病感染依据;抗结核治疗无效;反复痰和支气管肺泡灌洗液真菌病原检测阳性和血清学检测阳性,必要时行肺活检协诊。

7. 特发性肺含铁血黄素沉着症　本病反复发作后,肺部遗留网状和粟粒阴影,可误诊为急性粟粒性肺结核。特发性肺含铁血黄素沉着症的特点是:①有反复发作的发热、贫血或咳嗽、咯血症状以及面色苍白史;症状发作时外周血常规有小细胞低色素性贫血表现;胸片有片絮状、雪花状或斑片状阴影,多分布于中、下肺野近肺门处,肺尖多清晰,一般在 3~7 日消失,遗留粟粒状阴影;②痰液或支气管肺泡灌洗液能找到大量含铁血黄素细胞;③无结核病感染依据。

8. 朗格汉斯组织细胞增生症　由于本病有发热、咳嗽或气促,胸部影像学有粟粒阴影表现,容易误诊为急性粟粒性肺结核。朗格汉斯组织细胞增生症与急性粟粒性肺结核的鉴别要点是:①胸部影像学除有粟粒阴影外,还存在囊性病变和结节性病变,结节性病变中可有空洞形成;②颅骨或其他部位有骨质破坏;③可伴有特征性皮疹,为棕黄色或暗红色斑点疹,继而呈出血性湿疹样或脂溢样皮疹,部分有小脓疱,有棘手感,最后结痂脱屑,色素脱失,皮疹成批出现,与急性粟粒性肺结核的皮肤粟粒疹不同;④无结核病感染依据。如朗格汉斯组织细胞增生症患儿表现为单纯性肺嗜酸性肉芽肿而无肺外表现者,与急性粟粒性肺结核的鉴别诊断有时很困难,需行肺活检病理确定。

(五) 继发性肺结核鉴别诊断(浸润病灶)

1. 支原体肺炎　支原体肺炎多见于学龄儿童,可引起细支气管炎和肺实质炎症,胸部影像表现为浸润阴影、小叶中心结节、树芽征、支气管壁增厚等。浸润性肺结核也见于年长儿,临床表现为发热、咳嗽,肺部体征不明显,胸部影像轻者仅表现浸润阴影,重者可出现支气管播散。支原体肺炎发病率高,为医生所熟悉,故浸润性肺结核易误诊为支原体肺炎。也常有医生对支原体肺炎影像认识不足,将支原体肺炎误诊为浸润性肺结核。

浸润性肺结核和支原体肺炎在发病年龄、临床和影像学表现方面相似,易于误诊,可通过以下几点鉴别。①浸润性肺结核呼吸道症状咳嗽一般不如支原体肺炎明显。②浸润性肺结核出现支气管播散是因为空洞形成,坏死物从支气管排出所致,故浸润阴影内应有空洞形成,阴影密度均匀,而支原体肺炎即使出现类似支气管播散的影像表现,但浸润阴影内一般无空洞,阴影密度不均匀。③病原学感染依据:支原体肺炎支原体抗体阳性,而浸润型肺结核结核菌素皮试阳性或 γ-干扰素释放试验阳性、痰液结核分枝杆菌检查阳性。④治疗反应:支原体肺炎经大环内酯类抗生素治疗后发热、咳嗽好转,阴影吸收。临床上有些支原体肺炎患儿 PPD 皮试阳性,需要确定是肺结核还是支原体肺炎合并结核感染。如果患儿经大环内酯类抗生素治疗后肺部阴影吸收快、反复检查痰液结核分枝杆菌阴性,考虑为支原体肺炎合并结核感染。也有个别病例支原体肺炎和肺结核合并存在。

2. 细菌或真菌性肺炎　细菌感染如金葡菌以及真菌感染如曲霉菌肺内可出现多发空腔样病变应与空洞性肺结核鉴别。细菌性肺炎多见于婴幼儿,起病急,感染中毒症状重,血常规白细胞和 CRP 明显升高,常合并肺脓肿和脓胸,痰或支气管肺泡灌洗液细菌培养阳性。真菌感染往往有易感因素如长期应用激素、免疫抑制剂,或存在血液系统疾病和免疫缺陷病等,影像上可见空气新月征,痰液或支气管肺泡灌洗液涂片可找到真菌菌丝,真菌培养阳性。

3. 先天性肺囊肿　结核空洞为坏死性改变,空洞内仍可见残留组织,其外周有不规则的炎症改变;空洞的下肺野或对侧可见播散病灶;空洞病变侧的肺门纵隔等处可寻找出陈旧性或钙化病灶;短期内复查胸片病变有动态变化;感染中毒症状明显,咳嗽、咳痰也更明显。肺囊肿的空腔为非感染坏死性病变,其壁较薄,边缘整齐,内无残留组织,如有继发性感染,周围可有炎性渗出改变;在其他肺野无播散性病灶;无其他陈旧性结核病灶;感染中毒症状较轻;复查炎症病变多见吸收,而空洞病变长期无变化。

4. 结核瘤应与肺脓肿、肺包虫病和肺肿瘤鉴别。结核瘤起病较缓,有结核中毒症状,可有结核接触史,结核菌素皮肤试验或 γ-干扰素释放试验阳性,胸部影像常可发现原发性结核的钙化灶。肺包虫病胸部 X 线可表现为单发或多发边缘清楚的液性囊肿阴影,来自流行区,常与狗、羊等有密切接触史;血常规显示嗜酸粒细胞增加,有时咳出物能查到肺包虫囊、头节或小钩;肺包虫血免疫试验检测阳性。肺肿瘤在儿童少见,如炎性肌纤维母细胞瘤可表现为发热、咳嗽和咯血等症状,胸部影像表现为边界清楚靠近外周的类圆形包块,其内可见钙化,需要病理检查确诊。

(六) 结核性胸膜炎鉴别诊断

结核性胸膜炎引起的胸腔积液为渗出液,主要与各种病原感染所引起的胸膜炎、结缔组织疾病和恶性疾病胸膜受累相鉴别。

1. 细菌性胸膜炎　细菌性胸膜炎和结核性胸膜炎一样易引起胸膜粘连和包裹,但细菌性胸膜炎高发年龄一般为婴幼儿,呼吸道症状明显,胸腔积液外观混浊脓性,胸腔积液白细胞升高明显,以中性粒细胞为主,糖降低,外周血白细胞和中性粒细胞明显升高,CRP 明显升高,胸腔积液涂片和细菌培养阳性,易于合并肺脓肿或脓气胸,根据这些特点不难与结核性胸膜炎鉴别。结核性胸膜炎一般发病年龄在 5 岁以上、呼吸道症状不明显;血常规白细胞和 CRP 正常或仅轻度升高,往往可找到结核感染的证据,如 PPD 皮试阳性、结核接触史等。

2. 肺炎支原体性胸膜炎　肺炎支原体性胸膜炎的发病年龄及胸腔积液检查与结核性胸膜炎类似。支原体性胸膜炎往往咳嗽较明显,多伴有明显的肺内炎症,胸腔积液一般为少至中量,往往能较快吸收,很少发生胸膜粘连和包裹,血和胸腔积液支原体抗体阳性,无结核病感染依据如 PPD 试验阴性、无结核病接触史。胸腔积液结核分枝杆菌检查阴性,大环内酯类抗感染治疗有效。结核性胸膜炎影像上往往肺内炎症不明显,而以胸腔积液为主,同时存在结核感染证据。但临床也有支原体和结核混合感染的病例,需注意鉴别。

3. 真菌性胸膜炎 真菌感染可引起胸膜炎,但较少见,呈亚急性或慢性过程时,多合并肺内浸润影。有些真菌如隐球菌和组织胞浆菌感染也可出现肺门和纵隔淋巴结肿大,易误诊为结核性胸膜炎。但真菌性胸膜炎往往存在真菌感染的易感因素如长期应用广谱抗生素、激素或其他免疫抑制剂,或存在基础疾病如血液病和免疫缺陷病等。影像上肺内浸润多呈大小不等结节或斑片状阴影,外周血白细胞和中性粒细胞升高,血沉和 CRP 多升高,G(1,3-β-D 葡聚糖检测)或 GM(半乳糖甘露醇聚糖抗原检测)试验阳性(GM,胸腔积液涂片可找到菌丝或孢子),真菌培养阳性,缺乏结核病感染依据如 PPD 试验阴性、无结核病接触史,胸腔积液抗酸染色和结核分枝杆菌培养阴性。

4. 寄生虫性胸膜炎 寄生虫性胸膜炎多呈慢性起病过程,发热、咳嗽不明显,并合并肺部浸润病变,与结核性胸膜炎类似。寄生虫性胸膜炎时胸膜炎和肺部浸润性病变常呈游走性,外周血和胸腔积液嗜酸粒细胞升高,同时患儿往往来自流行地区,有生食或半生食溪蟹、蝲蛄或疫水接触史,血寄生虫抗体阳性,缺乏结核病感染依据。

5. 结缔组织疾病引起的胸膜炎 如系统性红斑狼疮、类风湿关节炎全身型和皮肌炎等,尤其是以胸膜炎或多发性浆膜炎为首发症状时,易误诊为结核。类风湿关节炎全身型引起的胸膜炎,胸腔积液糖明显降低,往往发热同时伴皮疹和关节炎症状。系统性红斑狼疮引起的胸膜炎,胸腔积液抗核抗体阳性,同时有多系统损害表现如面部蝶形红斑、口腔溃疡、蛋白尿和白细胞减少等,而无结核病的感染依据。

6. 肿瘤引起胸膜炎 肿瘤如淋巴瘤、转移瘤、胸膜肺母细胞瘤等可引起胸膜炎,尤其以淋巴瘤多见,胸腔积液多为血性,胸腔积液/血乳酸脱氢酶一般超过 3 倍,胸腔积液量多不易吸收,部分可找到肿瘤细胞,无结核感染依据,可合并其他表现如纵隔淋巴结肿大、肺部占位性表现和肋骨破坏等,必要时需要胸膜活检病理学检查协诊。肿瘤引起胸膜炎合并结核感染如 PPD 试验阳性,易误诊为结核性胸膜炎,需注意鉴别。

七、治疗

(一) 抗结核治疗

1. 主要抗结核药物

(1)异烟肼(INH 或 H):是目前儿童抗结核治疗的首选药物。儿童推荐剂量为 10mg/(kg·d),晨起空腹顿服,最大 300mg/d。副作用:肝毒性、末梢神经炎、皮疹和发热等。

(2)利福平(RFP 或 R):短程化疗的主要药物。剂量:10~15mg/(kg·d),儿童最大 450mg/d,晨起空腹顿服。

(3)吡嗪酰胺(PZA 或 Z):短程化疗的主要药物。儿童推荐剂量为 25~30 mg/(kg·d)。主要副作用是肝损害,RFP 与 PZA 合用增加肝损害机会。另一重要副作用是尿酸升高,若病情需要、又无痛风症状,可继续使用。

(4)乙胺丁醇(EMB 或 E):EB 不良反应主要为球后视神经炎,视力减退,中心盲点和绿视能力丧失,不良反应与剂量有关,在推荐剂量内视损害发生率很低,剂量为 15~20 mg/(kg·d)。

(5)链霉素(SM 或 S):不良反应主要是听力损害和耳聋。剂量为 20~30 mg/(kg·d),每日最大剂量不超过 0.75g。疗程 2 个月,应用时需进行听力监测,有药物性耳聋家族的患儿应禁用。

(6)乙(丙)硫异烟胺(Eto 及 Pto):剂量:10~15mg/(kg·d),分 3 次口服。

（7）氟喹诺酮类药物（FQs）：为耐多药结核治疗中的重要药物，常用莫西沙星（Mfx）和左氧氟沙星（Lfx）。由于药物对儿童软骨发育有潜在副作用，我国限制 18 岁以下儿童应用，但对于耐多药和病情较重的儿童结核病，在知情同意和密切观察副作用的情况下，可考虑使用。剂量：莫西沙星：7.5~10mg/（kg·d），左氧氟沙星 10mg/（kg·d）。其他副作用：QT 间期延长。

（8）阿米卡星（Am）：为氨基糖苷类抗生素，对结核分枝杆菌及某些非结核分枝杆菌属具较好抗菌作用，可用于耐药结核病治疗。应用时需注意肾脏和听力损害。剂量：10mg/（kg·d）。

（9）利奈唑胺（Lzd）：是一种新型抗生素，对儿童重症和耐药结核病有一定疗效。最常见的不良反应是神经毒性（包括周围神经毒性和视神经毒性）和骨髓抑制。剂量：10mg/kg，每日 2 次。

2. 治疗原则

①早期治疗：早期病变中的细菌多，生长繁殖迅速，代谢活跃，药物最易发挥作用，早期治疗病变较易恢复。②剂量适宜：既能发挥最大杀菌或抑菌作用，同时患者也易耐受，毒性反应不大。如剂量不足会导致治疗无效以及易产生耐药菌。③联合用药：联合用药可针对各种代谢状态细菌及细胞内外菌选药，以达到强化疗效的目的，并可防止耐药性产生。④规律用药：用药不能随意间断。⑤坚持全程：目的在于消灭持存菌，防止复发。

3. 化疗方案

（1）抗结核化疗分强化期和继续期两个阶段：在开始强化期，用强有力的药物联合治疗，迅速消灭敏感菌及生长分裂活跃的细菌，以减轻临床症状、限制疾病进展和播散以及减少获得性耐药的危险。时间一般 2~3 个月，是化疗的关键阶段。在继续期，目的是消灭存在于巨噬细胞内休眠和代谢缓慢的结核分枝杆菌（持存菌），巩固治疗效果，防止复发，疗程一般为半年。

（2）儿童肺结核多为初治病例，目前推荐采用 WHO 倡导的直接督导下的短程化疗方案。对于病情较轻的肺结核推荐方案为 2HRZ/4HR，应用 INH 和 RFP 共 6 个月，最初 2 个月合用 PZA，此方案对药物敏感性肺结核治疗成功率达 100%，而出现不良反应不足 2%。对严重肺结核（包括血行播散性肺结核、干酪性肺炎和支气管结核等），或在 INH 高耐药率地区或怀疑 INH 耐药时，推荐方案是在强化期阶段采用四联药物治疗，即 HRZE 或 HRZS 2~3 个月，继续期 HR 4~6 个月，疗程可延长至 9 个月。结核性胸膜炎一般推荐 2HRZ（E）/4~7HR。

（3）儿童短程化疗注意事项：儿童抗结核药物剂量根据体重计算，每次随访都需要记录体重，并将药物剂量进行相应调整。对于小年龄患儿建议使用推荐剂量的上限，而随着儿童年龄的增长，向推荐剂量的下限调整；目前国内常用抗结核药物无儿童剂型，常需要掰开服用，应尽量保证用药剂量准确；密切监测抗结核药物副作用，定期复查血常规、肝肾功能以及视力检查。坚持全程每日给药疗法；如果尽管依从性好但经过一线抗结核药物治疗 2 个月以上临床无好转或恶化；有不规则及不合理的抗结核治疗史；传染源为耐药结核病患者，可临床诊断为耐药结核病。必要时加用二线药物如丙硫异烟胺、莫西沙星或利奈唑胺等。

（二）糖皮质激素治疗

肺结核患儿在有效抗结核治疗的基础上，在以下情况下可加用糖皮质激素治疗。①原发肺结核如浸润病变较大及中毒症状严重者,或支气管淋巴结结核导致呼吸困难时;②干酪性肺炎如高热、喘憋和中毒症状严重;③急性粟粒性肺结核加用激素可控制体温、减轻中毒症状、促进粟粒阴影和渗出性病变吸收、减少纤维化;④结核性胸膜炎加用激素可促进胸腔积液的吸收、减轻结核中毒症状、缩短病程,一般用于中等量以上的胸腔积液、合并多浆膜腔积液以及合并血型播散型肺结核的病例。根据患儿病情轻重,可选择静脉应用甲泼尼龙或口服泼尼松。甲泼尼龙剂量为 $1 \sim 2mg/(kg \cdot d)$,泼尼松剂量为 $0.5 \sim 1mg/(kg \cdot d)$,最大量不超过 40mg/d,2~4 周后逐渐减量。

（三）支气管镜介入治疗

支气管结核患儿,除了异烟肼雾化吸入治疗外,可根据支气管镜下表现进行介入治疗。对于支气管内肉芽和干酪阻塞的患者,可进行经支气管镜钳取或冷冻等方法,清理气道和扩张管腔,改善患者通气。对支气管瘢痕挛缩造成的管腔狭窄,可经支气管镜球囊扩张术或置放支架,取得一定近期疗效。另外,经支气管镜局部注射抗结核药如异烟肼等,使病灶局部药物浓度达到全身化疗无法达到的高浓度,对病灶内的结核分枝杆菌起到直接杀灭的作用,可促进患者痰结核分枝杆菌阴转及病灶吸收。

（四）免疫调节治疗

多数肺结核患儿存在细胞免疫功能低下,对结核患儿给予抗结核同时,辅以免疫调节治疗,可促进患儿早期恢复,缩短疗程。

（五）并发症的治疗

1. 胸腔积液处理　结核性胸膜炎患儿常有中等量以上的胸腔积液,积极的胸腔穿刺抽液可缩短病程,防止胸膜肥厚,促进肺功能的恢复,同时抽取积液还可排除胸腔积液中的结核分枝杆菌及代谢产物,有利于体温恢复正常。儿童每次抽液不应超过 500ml,抽液中一旦患儿出现烦躁、面色苍白、出汗、血压降低等不适反应,应立即停止抽液,平卧休息。一般不推荐胸腔置管引流,除非大量胸腔积液引起了呼吸困难。目前在有效的抗结核治疗方案下,结核性胸腔积液很少需要外科手术。如病程达 6 周以上,出现持续结核性脓气胸或支气管胸膜瘘,可行早期胸膜剥脱术;病程 6 个月以上发生不可逆的纤维胸、严重肺功能下降和胸廓变形,可行晚期胸膜剥脱术和胸廓成形术等。

2. 咯血的处理　原发肺结核进展为干酪性肺炎、支气管结核及继发性肺结核等侵犯支气管动脉或肺动脉分支破裂可出现不同程度的咯血症状。一般儿童咯血量 24h<20ml 为少量;21~100ml 为中量;>100ml 为大量。若仅痰中带血丝,不必特殊处理,仅卧床休息,对症止咳;若反复少量咯血或中等量咯血时,需休息、镇静、镇咳,可给予止血药物。大量咯血或反复中等量咯血可导致窒息、休克、感染,甚至危及生命,需做紧急处理。

（1）一般治疗:密切监测生命体征如体温、脉搏和血压。患儿取患侧卧位,不能确定出血部位时取头低脚高,俯卧体位。发生窒息时迅速将患儿置于头低足高 45°俯卧位,轻拍背部并清除口腔血块。保证气道通畅,尽量将涌入气道内血液吸出,以免窒息。非常烦躁无严重呼吸功能障碍者可适当用镇静剂。

（2）吸氧,必要时经鼻持续气道正压通气或气管插管。

（3）出现循环血容量不足或休克现象,立即扩容、输血,辅助应用升压药物。

（4）止血药物:可加用血凝酶、维生素 K_1 和酚磺乙胺,每日 1~2 次 。

（5）垂体后叶素:大咯血的首选药物,具有强烈的缩血管作用,可使肺毛细血管、小动脉、小静脉收缩,肺内血流量锐减,肺静脉压下降;破裂血管血流缓慢而形成血凝块止血。用法:0.1~0.2U/kg 加入 5% 葡萄糖 20ml,20 分钟静脉点滴;随后 0.1~0.2U/kg 加入 5% 葡萄糖 200ml 中持续静脉点滴;直至大咯血停止,总量 24 小时不超过 0.5U/kg。副作用:头痛、面色苍白、心悸、恶心、腹痛、排便感觉和血压升高。

(6)支气管动脉栓塞术:适用于内科保守治疗无效、反复发生而危及生命的大咯血;无法手术;无血管造影禁忌证。是大咯血安全、可靠、疗效迅速的治疗方法。

(7)支气管镜止血:全身用药效果不佳、肺功能差、不适合手术治疗的大咯血患者,可考虑做局部止血治疗,采用硬质气管镜插入气管内吸引,插入出血侧支气管吸出血液,注入血管收缩剂、止血药,包括冷生理盐水、肾上腺素、垂体后叶素和血凝酶等。

(8)外科治疗:反复大咯血,有发生窒息可能;病变局限于一侧肺,而另一侧肺无病灶或病灶稳定的患者;一般状态可接受手术治疗;有明确的出血部位。禁忌证:出血部位不能确定;全身有出血倾向;全身状态差,肺功能代偿不全等。

3. 气胸的处理　急性粟粒性肺结核患儿粟粒病灶阻塞细支气管引起间质性肺气肿或肺大疱破裂,气体进入胸膜腔和纵隔形成气胸、纵隔及皮下气肿。干酪性肺炎胸膜下结核空洞破入胸腔形成气胸;原发性肺结核近胸膜病灶发生干酪性坏死破入胸膜腔并与支气管相通,形成结核性液气胸或脓气胸。

并发气胸的处理:①对于小容积气胸,气胸占胸腔容积不到 20% 者,给予吸氧,有利于气胸吸收。②气胸量较大引起呼吸困难时,应在锁骨中线第 2 或第 3 肋间隙或腋中线乳头水平行胸腔穿刺抽气,然后行胸腔闭式引流。③慢性或持续性气胸必要时行外科手术治疗。

4. 呼吸衰竭　急性粟粒性肺结核、干酪性肺炎和原发肺结核压迫气道可并发呼吸衰竭,多见于婴幼儿,是肺结核引起死亡的重要原因。临床表现为咳嗽、喘息、气促、呼吸困难和发绀,肺部可闻及湿啰音。胸部影像表现为双肺弥漫粟粒影、斑片影、磨玻璃影或大片影。血气分析提示存在急性肺损伤或呼吸衰竭:氧合指数下降、低氧血症或二氧化碳潴留。

通过氧疗纠正缺氧是并发呼吸衰竭治疗的关键,以维持 $PaO_2 > 60mmHg$ 或动脉氧饱和度(SaO_2)>90% 的水平。病情较轻者可用经鼻持续气道正压通气(CPAP);严重者须转入重症监护病房进行气管插管机械通气。

第九章

病原学阴性肺结核的治疗与管理

病原学阴性肺结核患者如不治疗,其中部分病例会转变成病原学阳性病例,经过规范治疗的病原学阴性患者可防止病情进展转为病原学阳性病例。

一、病原学阴性肺结核的治疗原则

1. 所有活动性病原学阴性肺结核患者都应抗结核治疗;

2. 病原学阴性肺结核病例治疗方案与初治病原学阳性病例治疗方案相同;

3. 病原学阴性肺结核患者的治疗同样需要规范化管理;

4. 所有病原学阴性肺结核患者的治疗转归需要进行评价;

5. 病原学阴性肺结核治疗期间发生的各种合并症及并发症处理原则与病原学阳性肺结核一致。

二、病原学阴性肺结核治疗常用抗结核药品

(一) 抗结核药品用量及用法

病原学阴性肺结核治疗常用抗结核药品主要为治疗非耐药结核的一线抗结核药品,包括:异烟肼(isoniazide INH 或 H)、利福平(rifampicin RFP 或 R)、吡嗪酰胺(pyrazinamide PZA 或 Z)、乙胺丁醇(ethambutol EMB 或 E)等(表9-1)。抗结核药品的剂型可分:片剂、胶囊剂。按包装可分:散装制剂、固定剂量复合制剂。

1. 散装制剂

(1)异烟肼

1)制剂与规格

异烟肼片:100mg

2)用法和用量:一般采用口服法。

每日用药:成人每日 300mg(5~8mg/kg),儿童每日不超过 300mg(10~15mg/kg)。

(2)利福平

1)制剂与规格

利福平胶囊:150mg

2)用法和用量

每日用药:成人每日 8~10mg/kg。体重≤50kg,450mg/天;体重≥50kg,600mg/天。儿童每日 10~20mg/kg。空腹顿服。

(3)吡嗪酰胺

1)制剂与规格

吡嗪酰胺片:250mg

2)用法和用量

每日用药:成人每日1 500mg(20~30mg/kg),儿童30~40mg/kg。

(4)乙胺丁醇

1)制剂与规格

盐酸乙胺丁醇片:250mg。

2)用法和用量

每日用药:成人每日750~1 000mg(15~20mg/kg),儿童每日15mg/kg,可与异烟肼、利福平同时顿服。

表9-1　一线散装抗结核药品的用量与用法

| 品名 | 成人/g | | 儿童 |
	<50kg	≥50kg	mg/kg
异烟肼	0.3	0.3	10~15
利福平	0.45	0.6	10~20
乙胺丁醇	0.75	1.0	—
吡嗪酰胺	1.5	1.5	30~40

2. 固定剂量复合制剂　固定剂量复合制剂(简称FDC)为多种抗结核药品,按照一定的剂量配方制成的一种复合制剂,其剂型可为片剂或胶囊。我国目前批准生产了FDC不同抗结核药品剂量的二联方HR、三联方HRZ和四联方HREZ等(表9-2至表9-4)。

表9-2　国内已批准生产FDC的剂型

组合	剂型	剂量
RFP+INH	片剂	R300mg+H150mg
		R150mg+H100mg
		R150mg+H75mg
	胶囊剂	R300mg+H150mg
		R150mg+H100mg
RFP+INH+PZA	片剂	R120mg+H80mg+Z250mg
	胶囊剂	R120mg+H80mg+Z250mg
		R60mg+H40mg+R125mg
		R75mg+H50mg+Z250mg
RFP+INH+PZA+EMB	片剂	R150mg+H75mg+Z400mg+E275mg
		R75mg+H37.5mg+Z200mg+E137.5mg

表9-3　四联方抗结核FDC的剂型、规格和用法用量

| 组合 | 规格 | 用法/用量 | | | |
		30~37kg	38~54kg	55~70kg	≥71kg
INH+RFP+PZA+EMB	H75mg + R150mg + Z400mg+E275mg	每次2片,每日1次	每次3片,每日1次	每次4片,每日1次	每次5片,每日1次

组合	规格	用法/用量			
		30~37kg	38~54kg	55~70kg	≥71kg
INH+RFP+PZA+EMB	H37.5mg+R75mg+ Z200mg+E137.5mg	每次 4 片，每日 1 次	每次 6 片，每日 1 次	每次 8 片，每日 1 次	每次 10 片，每日 1 次

表 9-4　二联方抗结核 FDC 的剂型、规格和用法用量

组合	规格	用法/用量	
		<50kg	≥50kg
INH+RFP	H150mg+R300mg	—	每次 2 片，每日 1 次
	H100mg+R150mg	每次 3 粒，每日 1 次	—
	H75mg+R150mg	—	每次 4 片，每日 1 次

（二）抗结核药品使用原则

根据患者的临床需要，正确使用药品治疗，保证患者得到最适合的剂量和所要求的治疗时间，在确保疗效的情况下尽可能降低药品费用，才是真正意义上的合理用药。

在使用抗结核药品时，应该遵循以下原则：

1. 必须按照医生开具的处方使用抗结核药品。

2. 医生开处方必须依据医学检查结果和结核病治疗原则。

3. 应执行国家结核病防治规划规定的治疗方案，除特殊情况外不应随意改变方案。

4. 考虑患者具体情况使用适宜的药品剂量，如老年人和体重轻的患者等要做相应的调整，儿童患者应执行儿童剂量要求。

5. 严密观察药品的不良反应，及时正确处理药品不良反应，将其不良影响降到最低限度。

6. 选择抗结核药品给药途径时，首先应选择口服给药，特殊情况才使用注射剂。

7. 正确发放药品，并让患者了解药品的用法用量和不良反应等药品常识。

8. 病原学阴性肺结核原则上首选一线抗结核药品治疗，不能耐受的患者方可使用二线药品。

三、抗结核治疗方案

病原学阴性肺结核患者治疗方案与初治病原学阳性肺结核患者治疗方案相同。

（一）肺结核治疗方案（单纯肺结核）

（1）治疗方案：2HRZE/4HR

（2）方案说明

强化期：异烟肼、利福平、吡嗪酰胺、乙胺丁醇每日 1 次，共 2 个月。用药 60 次。

继续期：异烟肼、利福平每日 1 次，共 4 个月。用药 120 次。

全疗程共计 180 次。

注：①所有初治失败患者均应进行重新登记，分类为"初治失败"，根据药敏试验结果制订化疗方案。②血行播散性、气管支气管结核、合并糖尿病、硅沉着病等肺结核患者适当延长疗程至 12 个月。

（二）结核性胸膜炎

（1）治疗方案：2HRZE/7-10HRE

（2）方案说明

强化期:异烟肼、利福平、吡嗪酰胺、乙胺丁醇,每日 1 次,共 2 个月,用药 60 次。

继续期:异烟肼、利福平、乙胺丁醇,每日 1 次,共 7 个月。用药 210 次。重症患者:继续期适当延长 2~3 个月,治疗方案为 10HRE。用药 300 次。

(三) 儿童肺结核治疗

儿童结核治疗原则与成人相同,用药剂量按照患儿体重计算,随病情变化及时调整。

5 岁以下儿童及无判断症状能力儿童慎用乙胺丁醇治疗。

(四) 妊娠合并结核病治疗

患病期间,尤其是抗结核治疗强化期应尽可能避免妊娠,建议不使用口服避孕药而应采取其他避孕方式。重症肺结核建议终止妊娠。

因各种原因不能终止妊娠患者:怀孕最初 3 个月内不应使用利福平等有致畸作用的抗结核药品,3 个月后可以使用。

四、病原学阴性肺结核患者的管理

肺结核患者全疗程规律服药是治疗成功的关键。按照《结核病防治管理办法》和《肺结核患者健康管理服务规范》等的相关要求,疾控机构、结核病定点医疗机构和基层医疗卫生机构需密切配合,共同完成对肺结核患者的全疗程管理。病原学阴性肺结核患者的治疗管理方式与病原学阳性患者相同。

(一) 管理内容

1. 督导患者按时服用抗结核药品,确保患者做到全疗程规律服药。

2. 观察患者用药后有无不良反应,对有不良反应者应及时采取措施,最大限度地保证患者完成规定的疗程。

3. 督促患者定期复查,掌握其痰菌变化情况,并做好记录。

4. 采取多种形式对患者及其家属进行结核病防治知识的健康教育,提高患者的治疗依从性及家属督促服药的责任心。

5. 保证充足的药品储备与供应。

(二) 管理方式

督导服药方式:为保证肺结核患者在治疗过程中能够坚持全程规律服药,必须对接受治疗的患者采取有效的管理措施。

根据参与肺结核督导治疗管理人员将督导服药管理方式分为以下几类:

(1)医务人员督导:县(区)定点医疗机构、乡镇卫生院(社区卫生服务中心)和村卫生室(社区卫生服务站)承担预防保健工作任务的医务人员,在患者服药日对患者进行直接面视下督导服药。

(2)家庭成员:结核病患者的配偶、父母、子女及与患者一起生活的其他家庭成员,年龄在 15 岁以上,具备小学及以上文化程度,经过医生培训后能够督促管理患者服药、复查和填写相关记录者,也可对结核病患者进行督导服药管理。

(3)志愿者:除医务人员和家庭成员外,志愿承担对结核病患者治疗管理工作的人员,如教师、学生、已治愈的结核病患者及其他人员等。年龄在 18 岁以上,具备初中及以上文化程度,经过医生培训后能够督促管理患者服药、复查和填写相关记录者,也可对结核病患者进行督导服药管理。

(4)自服药:患者依靠自我管理进行服药,医务人员定期随访或无法实现定期随访的管理方式。

在上述各种管理方式中,"医务人员督导"是优先向患者推荐的管理方式;对于患者居住地距村卫生室(社区卫生服务站)较远(超过 1.5km),或者村级/社区医生确实无法承担督导任务时,患者可以选择其他管理方式。

(三) 管理步骤

1. 签订治疗协议　县(区)定点医疗机构要与患者签订 1 份"县(区)结核病控制治疗知情同意书"。

2. 治疗前健康教育　县(区)级结核病定点医疗机构门诊医生在治疗前需对所有患者和/或其家属进行耐心、细致、有针对性的门诊健康教育,健康教育的时间不少于 10 分钟。健康教育内容包括肺结核基本知识、肺结核治疗疗程、规律服药的重要性、肺结核治疗不良反应及处理、个人防护、治疗期间取药查痰相关要求等。同时,门诊医生必须向患者及其家属说明在治疗过程中,为保证患者的有效治疗、规范管理,患者应该配合县区级疾控中心、基层医疗机构的医生的定期督导访视,从而保证患者的全程规律服药。

3. 通知各级医生落实治疗管理　当肺结核患者确诊或出院后,需要由基层医疗卫生机构落实治疗管理时,县(区)级结核病定点医疗机构的医生应开具"双向转诊单",连同"普通肺结核患者服药记录卡"和当月的药品一起交给患者,将患者转诊到居住地的基层医疗卫生机构。

4. 基层医疗卫生机构医生入户随访　当基层医疗卫生机构医生接收到"双向转诊单"或患者确诊/出院的电话或短信通知后,应于 72 小时内访视患者。若 72 小时内两次访视均未见到患者,应向县(区)级结核病定点医疗机构报告。

5. 督导服药　在患者服药日,要由医务人员或家庭成员对患者进行直接面视下督导服药,记录服药情况,询问患者的药物不良反应并提醒患者定期复查。

6. 随访评估　对于由医务人员督导的患者,基层医疗卫生机构医务人员至少每月记录 1 次对患者的随访评估结果;对于非医务人员管理的患者,基层医疗卫生机构要在患者的强化期内每 10 天随访 1 次,继续期内每月随访 1 次。

7. 结案评估

(1)基层医疗卫生机构:当患者停止抗结核治疗后,要对其进行结案评估。内容包括:

1)记录患者停止治疗的时间及原因;

2)对其全程服药管理情况进行评估;

3)收集、复印并上报患者的"普通肺结核患者服药记录卡""肺结核患者随访服务记录表"等;

4)将患者转诊至县(区)级结核病定点医疗机构进行治疗转归评估,2 周内进行电话随访,看是否前去就诊及确诊结果。

(2)县(区)级结核病定点医疗机构:县(区)级结核病定点医疗机构对患者转归情况进行综合判断,在病案中记录转归信息并录入结核病专报系统,同时将"普通肺结核患者服药记录卡""肺结核患者随访服务记录表"等置于患者病案中留存,并将患者管理信息录入专报系统。

(四) 病原学阴性肺结核治疗转归

1. 完成治疗　病原学阴性肺结核患者,疗程结束最后两次痰涂片或分枝杆菌分离培养阴性,或未做痰涂片或分枝杆菌分离培养检查。

2. 治疗失败　病原学阴性肺结核患者,治疗第二个月或疗程结束时病原学检查由阴性转为阳性。

第十章

抗结核药物常见不良反应及处理

药品不良反应是指合格药品在正常用法用量下出现的与用药目的无关的或意外的有害反应。药品的不良反应主要包括副作用、毒性作用、后遗效应、变态反应、继发反应、特异质反应、药物依赖性、致癌、致畸作用等。

抗结核药物引起的不良反应不但对患者身体有损害,有些情况下如处理不及时、不正确甚至可以危及生命;发生了药物不良反应同时也是影响患者化学疗法顺利进行和结核病控制规划实施的因素之一,因此为了尽可能地治愈结核病,对于药物的不良反应必须予以重视,及时发现正确处理抗结核药品不良反应,并尽力预防和减少其发生,这也是在结核病治疗中直接影响患者治疗的依从性和疗效的重要因素之一。

一、常见抗结核药品不良反应及处理

患者服用抗结核药品,部分患者会发生不同程度不良反应,文献报道胃肠道不良反应发生率约20%,肝损害不良反应发生率约15%,肾损害约4%,血液系统不良反应约5%,皮肤变态反应约3%,神经精神不良反应约4%。约80%的不良反应为轻、中度不良反应,早期发现及时处理一般不会影响患者抗结核治疗疗效。

(一)胃肠道反应

所有的抗结核药物都可能引起消化道反应,多见于利福平、丙硫异烟胺、对氨基水杨酸(钠)、吡嗪酰胺、乙胺丁醇及氟喹诺酮类。

1. 临床表现　首先需排除因肝损害所致的恶心、呕吐等症状,临床上患者还有胸口烧灼感、腹胀、腹痛和腹泻等症状;一般来说,症状较轻,个别症状严重的患者可引起胃炎、胃溃疡及出血。

2. 高危因素　有慢性胃炎、胃溃疡及胃部疾病史、胃肠功能紊乱、胃肠切除术后等。

3. 临床处理　轻微症状可不停药物,临床观察;临床症状加重时可先采用改变用药方法,如空腹改为饭后;或根据患者情况、体重在不影响疗效情况下适当减少可疑药物剂量,和给予甲氧氯普胺(胃复安)、抗酸药物等辅助治疗,但要注意抗酸药可能影响抗结核药的吸收。在反应严重,发生胃炎、胃溃疡或出血时应停用可疑药物,并给予对症治疗;在严重呕吐、腹泻时要注意电解质监测及及时补充,必要时需住院治疗。

(二)肝损害

相当多的抗结核药物具有肝损害的不良反应。常见的引起肝损害的主要药品有利福平、异烟肼、吡嗪酰胺、对氨基水杨酸、丙硫异烟胺,其次是乙胺丁醇和氟喹诺酮类药。

1. 肝损害标准

(1)间隔2周以上、连续2次检测ALT>40U/L(正常值上限)或TBIL>19μmol/L(正常值上限)。

(2)单次检测 ALT80U/L(正常值上限 2 倍)或 TBIL>38μmol/L(正常值上限 2 倍),凡符合其中之一即可定义为肝损害。

如转氨酶/碱性磷酸酶>5 时,提示肝细胞损害;转氨酶/碱性磷酸酶<2 时,提示胆管损害;2~5 时,为混合性损害。

2. 严重程度分级

(1)肝功能异常:40U/L<ALT≤80U/L,患者无相关症状和体征。

(2)轻度肝损害:80U/L<ALT≤120U/L,或 38μmol/L<TBIL≤57μmol/L,或间隔 2 周以上、2 次检测 ALT>40U/L(正常值上限)或 TBIL>19μmol/L(正常值上限),患者无症状或仅有轻微症状。

(3)中度肝损害:120U/L<ALT≤200U/L,或 57μmol/L<TBIL≤95μmol/L;或 80U/L<ALT≤120U/L 和 TBIL>38μmol/L(或伴有肝损害症状和体征)。

(4)重度肝损害:ALT>200U/L(正常值上限 5 倍),或 TBIL>95μmol/L(正常值上限 5 倍),患者出现明显肝损害症状和体征。

(5)肝衰竭:以下客观检查①②③及临床表现④⑤⑥⑦⑧中各具备两条。

①ALT>200U/L(正常值上限 5 倍);②胆红素上升 1mg/d;③凝血酶原活动度<60%;④患者极度乏力、厌食、呕吐;⑤肝脏进行性缩小,黄疸进行性加深;⑥出现腹水、水肿、出血倾向;⑦发病 7~10 天内出现精神症状;⑧肝性脑病,肝肾衰竭。

3. 临床表现

(1)药物性肝炎 70%~80%发生在用药后 2 个月内,可表现为全身乏力、食欲减退、恶心、呕吐、上腹不适、胀痛、肝大、压痛、尿色加深,如伴有黄疸可有皮肤、巩膜黄染。肝功能检查异常。

(2)急性、亚急性肝衰竭,病情迅速进展,全身极度乏力、厌食、呕吐、肝脏进行性缩小,黄疸加深,出现腹水、出血倾向,可发生肝性脑病,肝肾衰竭,如不及时抢救可引起死亡。

(3)肝内胆汁淤积,全身一般情况尚好,主要表现为黄疸加深持续时间长,尿色深,皮肤痒、胆汁酸明显增高。

(4)单纯肝功能异常,转氨酶超过正常值,但在上限 2 倍以内,无明显症状。抗结核治疗者中约有 15%~25%发生可逆性转氨酶升高,如转氨酶升高<2×正常值上限,无症状,则不诊断肝损害,考虑为一时性单纯转氨酶异常。

4. 高危因素　老年人、乙肝病毒携带者及有肝炎病史者,嗜酒、营养不良,肝脏病患者如脂肪肝等。

5. 诊断依据

(1)应用有肝脏损害的抗结核药物;

(2)有肝损害症状和/或体征;

(3)肝功能异常达到肝损害标准;

(4)除外其他原因引起的肝损害;

(5)进行关联性评价。

6. 临床处理

(1)单纯转氨酶异常或轻度肝损害,转氨酶<3×正常值上限,无明显症状,无黄疸,可在密切观察下保肝治疗观察,如肝功能异常加重或出现明显症状应停用有关抗结核药物。

（2）转氨酶≥3×正常值上限,有症状或伴有血胆红素增高,应停止有关抗结核药,保肝治疗密切观察。

（3）转氨酶>5×正常值上限,有明显症状或黄疸,应立即停用抗结核药,积极保肝治疗,严重肝损害应住院采取综合治疗措施,有肝衰竭表现应积极采取抢救措施。

（4）常用保肝药有,葡醛内脂(肝太乐)0.1~0.2/次,3 次/日;护肝片或复方益肝灵 4 片 3 次/日;甘利欣 0.1~0.2/次,3 次/日;强力宁 60~120ml+5% 葡萄糖 500ml 静脉点滴 1 次/日;还原型谷胱甘肽(泰特)30~60mg 静脉点滴 1~2 次/日,可以酌情选用。有黄疸时可应用利胆药,同时患者注意休息和对症处理。

（5）抗过敏药物治疗原则:变态反应引起肝损害应进行抗过敏治疗。

（三）肾脏损害

主要为氨基糖苷类药物:如链霉素、阿米卡星(丁胺卡那霉素)、卷曲霉素等。

1. 临床表现　主要损伤患者的肾小管,引起蛋白尿、管型尿和血尿,严重者可出现氮质血症甚至肾衰竭。

2. 高危因素　老年人、糖尿病和肾脏疾病。

3. 临床处理　在应用上述药物治疗过程中,一定要密切监测患者的尿液化验及肾功能状态。当发现尿检异常时,应先停药观察肾功能和尿常规,当肾功能不全时注意液体出入量平衡,适当应用利尿剂,必要时需透析疗法,在低蛋白血症时应改善营养,必要时补充蛋白。

（四）神经精神系统损害

1. 第八对脑神经损害

主要药物:链霉素、阿米卡星(丁胺卡那霉素)、卷曲霉素。

（1）临床表现

1）听力损害早期为双耳或单耳高频听力损失(4 000~8 000Hz),晚期影响低频(语言频率 500~2 500Hz),也可发展为全频听力丧失。

2）听力损失有明显的延迟作用,可在停药后继续发展。

3）前庭损害,显示前庭功能低下或丧失,表现眩晕、恶心、呕吐、平衡失调、步态不稳等。

（2）高危因素:高日剂量,与其他耳毒性药联用,高强度噪声环境,儿童、老年人,曾有听力异常史,有耳毒反应的家族史。

（3）临床处理:主要是早期发现,及时停用有关药物,并予以对症和支持治疗,一般可给多种维生素、氨基酸、ATP、辅酶 A、细胞色素 C、核苷酸等,防止进一步发展,耳毒性往往是不可逆的,对出现头晕、耳鸣等症状者应立即停药。

2. 视神经损害

主要药物:乙胺丁醇

（1）临床表现

1）早期表现:眼不适、异物感、疲劳、畏光、流泪等,视力下降不明显;

2）轴型视神经炎:中央纤维受损,表现视力下降,中心暗点,绿色视觉丧失,有时红色也受影响;

3）轴旁型视神经炎:周围纤维受损,表现视野缺损;

4）视网膜炎:表现视力下降,黄斑病变,视网膜下出血。

（2）高危因素:应用乙胺丁醇剂量过大,原有视神经损害,糖尿病患者等。

(3)临床处理:早期发现及时停药,可用大剂量维生素 B 类,烟酸、复方丹参、硫酸锌等辅助治疗。

3. 外周神经炎

主要药物:异烟肼、乙胺丁醇

(1)临床表现:肢体末端感觉异常、麻木,继而出现刺痛、烧灼感,常为双侧对称;

(2)高危因素:营养不良、老年人、嗜酒、慢性肝病、糖尿病患者,异烟肼慢乙酰化型或大剂量应用时;

(3)临床处理:应用维生素 B_6(100~200mg/日)和多种维生素及对症处理(非甾体抗炎药或对乙酰氨基酚)。

4. 中枢神经损害

主要药物:异烟肼、氟喹诺酮类,其次是丙硫异烟胺。

(1)临床表现

1)记忆力下降、失眠、头痛头晕、兴奋或抑郁。

2)诱发癫痫发作。

3)个别出现精神异常、幻觉等。

(2)高危因素:精神病史和癫痫史、大剂量应用。

(3)临床处理:轻者可对症治疗维生素 B_6、地西泮(安定)等,有精神症状时应停用有关药物,症状可逆转。对有精神疾患及癫痫的患者慎用。

(五) 过敏反应

各种抗结核药品均可引起过敏反应,只有程度轻重不同而已。

1. 临床表现

(1)Ⅰ型过敏反应(速发型)表现为过敏性休克、哮喘、血管性水肿、皮疹、腹泻等。主要药品为链霉素、氟喹诺酮类。

(2)Ⅱ型过敏反应(细胞毒型)表现在血液方面改变,血小板减少、白细胞减少、贫血等。主要药品为对氨基水杨酸。

(3)Ⅲ型过敏反应(免疫复合物型)表现为血清病样反应,发热、关节痛、荨麻疹、淋巴结肿大、嗜酸性粒细胞增多等。主要药品为对氨基水杨酸。

(4)Ⅳ型过敏反应(迟发型)表现为皮肤痒、丘疹等。各种抗结核药均可发生。

2. 高危因素 有过敏史和药物过敏史,其次是有过敏反应家族史。

3. 临床处理 严重反应者包括高热、过敏性休克、疱性皮炎、血小板严重减少等应立即停抗结核药物。应用肾上腺素、糖皮质激素、补液等住院抢救。轻反应者停可疑药物,对症、抗过敏治疗,避免引起过敏食物。注意观察病情变化,一般在停致敏抗结核药后症状逐渐消失。

(六) 血液系统损害

主要药品有利福平、异烟肼、丙硫异烟胺、对氨基水杨酸。

1. 临床表现 粒细胞减少、贫血、血小板减少、出凝血时间和凝血酶原时间延长。

2. 高危因素 有过敏反应史,间断用药(利福平),血液系统疾病。

3. 临床处理 首先是停药观察,根据具体情况,必要时予以短期糖皮质激素。鲨肝醇、利血生、铁剂、维生素 B_{12}、叶酸、维生素 C 等辅助治疗。

（七）骨关节损害

主要药物：氟喹诺酮类、吡嗪酰胺。

1. 临床表现　氟喹诺酮类主要是影响儿童软骨发育，引起骨关节损害。吡嗪酰胺影响尿酸排泄造成高尿酸血症，可出现痛风样关节痛和/或功能障碍。

2. 高危因素　骨发育还不完全的儿童、少年，血尿酸增高者。

3. 临床处理　停氟喹诺酮药后对软骨影响消失，由吡嗪酰胺出现高尿酸血症时，首先调整饮食，不食引起尿酸增高的食物，如仍高并出现关节痛时须停药，一般几天后恢复。

（八）内分泌及电解质紊乱等

1. 主要药物　卷曲霉素、阿米卡星、丙硫异烟胺、对氨基水杨酸、吡嗪酰胺、氟喹诺酮类。

2. 临床表现　卷曲霉素、阿米卡星可致电解质紊乱，可引起血钾、钙降低，表现为全身乏力、腹胀、心悸。丙硫异烟胺、对氨基水杨酸可引起甲状腺功能降低，致甲状腺增生肥大。吡嗪酰胺、氟喹诺酮类可致糖代谢异常，血糖不稳定。氟喹诺酮类引起心血管系统不良反应，导致 QT 间期延长。

3. 临床处理　及时发现、及时停用上述引起不良反应的药物并对症治疗（表 10-1）。

表 10-1　常见的不良反应及可能引起不良反应的抗结核药物

不良反应	可疑药品
胃肠反应	利福平、吡嗪酰胺，乙胺丁醇，丙硫异烟胺，对氨基水杨酸钠
电解质紊乱	常见卷曲霉素
肝脏毒性	利福平、异烟肼、吡嗪酰胺，丙硫异烟胺，对氨基水杨酸钠，氟喹诺酮类
耳毒性和前庭功能障碍	卡那霉素，阿米卡星，卷曲霉素
肾脏毒性	阿米卡星，卷曲霉素
关节痛或肌肉痛	吡嗪酰胺，氟喹诺酮类
血液系统损害	利福平、氟喹诺酮类、利奈唑胺
惊厥	环丝氨酸，氟喹诺酮类
外周神经炎	异烟肼、环丝氨酸，氟喹诺酮类
视神经炎	乙胺丁醇
精神症状	异烟肼、环丝氨酸，氟喹诺酮类，丙硫异烟胺
甲状腺功能紊乱	对氨基水杨酸钠，丙硫异烟胺
过敏反应	利福平、对氨基水杨酸钠等

由于患者服用抗结核药物时间较长，通常至少半年，所以不可避免会出现一定程度的药物不良反应，特别是年老体弱、免疫功能低下的结核病患者，药物不良反应发生率较高。Javadi 等对 204 例肺结核患者的研究中，药物不良反应发生率为 45.1%，丁守华等调查了网络直报的抗结核组合药物不良反应发生率为 33.0%，夏愔愔等对抗结核药物不良反应发生率进行了系统综述，总的发生率为 12.6%，其中以肝损害的报道发生率最高，为 11.9%。而且多项研究表明药物不良反应与患者的年龄、性别、种族、体质指数、营养状态、肝病史、HIV 阳性、嗜酒、吸烟、贫血、合并症等因素有关，如蒋博峰等研究发现合并糖尿病与未合并糖尿病，其 *OR* 值为 2.509（1.226~5.135），呈明显关联。故对于糖尿病合并结核病的患者，首先应积极有效地治疗糖尿病，如血糖未得到有效的控制，抗结核治疗往往难以奏效。

二、抗结核药物不良反应的预防

1. 患者在接受抗结核治疗前医生应详细介绍所用抗结核药物可能发生的不良反应及表现,通过详细交谈方式解除其顾虑,并告知如出现不良反应时,应及时告诉医务人员,以便及时发现及时处理。

2. 基层医务工作者特别是督导患者化疗人员需经培训,了解抗结核药物不良反应及简单处理的方法,以及何时应将患者转至上级医疗机构。

3. 在治疗前应详细了解患者及其家族的药物过敏史,避免使用已知引起严重不良反应的同类药物。同时了解患者有关病史及肝肾功能、血尿常规状况。

4. 临床医师必须掌握抗结核药物各自的不良反应高危对象,在不影响疗效的前提下适当调整有关药物的剂量和药品。

5. 对有关药物的不良反应可能发生的高发对象应早期合理使用预防性措施,如大剂量使用异烟肼或有周围神经炎病史者可用维生素 B$_6$ 预防(10～15mg/d),肝损害的高危对象可同时加用保肝药。

6. 尽量避免与其他增加不良反应药物联用,如在使用氨基苷类药物时应避免使用红霉素、万古霉素、强利尿剂和碱性药联用,以免增加耳毒性反应。应避免同类药物重叠使用。

7. 在经停药不良反应恢复正常,重新开始化疗时,应从产生该不良反应可能性相对较小的药物开始,在密切观察下逐一增加,疑利福平引起的过敏反应恢复后,再试用利福平时应特别慎重,避免严重不良反应发生。新方案中应去除可能引起严重不良反应药物。

8. 对于某些隐匿的不良反应,早期往往缺乏明显临床表现,如对肝肾功能、血液的影响,实验室筛查很重要,特别对高危对象应定期密切检查监测。

9. 医生及患者(家属)均应详细阅读各药品说明书中的要求,定期进行观察和检测。

三、抗结核药品不良反应报告和监测管理

(一)监测管理要求

1. 结核病医疗和防治机构应建立药品不良反应监测管理组织,制订抗结核药品不良反应报告和监测工作规程,指定专职或兼职人员负责药品不良反应报告监测工作。

2. 采取有效措施及时发现不良反应/事件,认真填写报告表上报,确保内容真实、完整、准确。

3. 对典型、严重的药品不良反应病例要组织讨论,防止严重药品不良反应重复发生。

4. 及时将不良反应信息转达给经治医生和药师,提高临床用药安全性。

(二)报告要求

1. 一般项目　报告单位名称、报告科室,患者一般情况包括姓名、性别、年龄、体重、民族、既往用药不良反应情况,结核病情况等。

2. 不良反应临床资料

(1)不良反应名称;

(2)过程描述及处理,包括出现时间、临床表现、有关检查结果、处理方法、不良反应持续时间;

(3)不良反应结果,如恢复、好转、后遗症、死亡等;

(4)对结核病的影响,如无影响、病情加重、病程延长、导致死亡等。

3. 用药情况

(1)可疑药品,生产厂家和批号,剂型和给药途径,用药量、起止时间;

(2)并用药品,只与不良反应有关的药品;

(3)用药原因,主要是抗结核病。

4. 不良反应分析

(1)用药与不良反应有无合理的时间关系;

(2)反应是否符合该药已知的不良反应类型;

(3)停药或减量后,反应是否减轻或消失;

(4)如再次用可疑药是否出现同样不良反应;

(5)反应是否可用并用药、结核病进展、其他影响来解释。

5. 关联性评价　　根据上述分析,对不良反应作出肯定,很可能、可能、可能无关的评价。

6. 报告时限　　每季度将不良反应表集中向所在地药品不良反应监测中心报告,严重不良反应在发现之日起15天内报告,死亡病例须及时报告。

常用抗结核药不良反应见表10-2。

表 10-2　常用抗结核药主要不良反应表现及注意事项

药品	不良反应	临床表现	注意事项
异烟肼	周围神经炎	肢体末端感觉异常,麻木、烧灼感、疼痛	宜空腹服用,对不良反应高危对象可加用维生素 B_6,一般情况不需加维生素 B_6,定期检测肝功能。有精神病史、癫痫史者慎用或不用。制酸剂可影响其吸收,不宜同服
	中枢神经损害	记忆力下降,兴奋或抑郁,头晕、头痛,诱发癫痫发作,精神异常	
	肝损害	腹胀、恶心、呕吐、乏力、厌食、肝功能异常、黄疸	
	过敏反应	药物热、皮疹	
利福平	肝损害	腹胀、恶心、呕吐、乏力、厌食、肝功能异常、黄疸	宜空腹服用,(利福喷丁可食后)定期检测肝、肾功能,血常规,可加速降糖药、皮质激素、避孕药等代谢。与利福喷丁有交叉耐药性
	过敏反应	皮疹,流感样综合征,血小板下降,粒细胞减少,严重可休克	
	胃肠道反应	恶心、呕吐、腹痛、腹泻	
吡嗪酰胺	肝损害	同异烟肼	定期检测肝功、血尿酸、肝肾功能不全,痛风患者慎用
	胃肠道反应	同利福平	
	过敏反应	皮疹、药物热、光过敏	
	关节痛	血尿酸增高,痛风样关节肿痛	
乙胺丁醇	视神经损害	眼部不适、畏光、流泪、视力下降、视野缩小、红、绿色盲	定期检查视力,特别伴有糖尿病者,年幼儿童禁用
	过敏反应	发热、皮疹、皮炎	
	其他	恶心、四肢麻木、肝损害	
链霉素	第八对脑神经损害	耳鸣、听力下降、眩晕、平衡失调	用药前应作皮肤过敏试验,老年、儿童、肾功能不全者慎用,与其他氨基糖苷类药交叉耐药
	肾损害	蛋白尿、管型尿、肾功能损害	
	过敏	皮疹、发热、过敏性休克	

第十一章

肺结核常见合并症及并发症

结核病曾是一种严重威胁人民健康的疾病,即使在现代,虽然治疗的手段和药物有所更新,而一旦结核病患者合并了严重的并发症,如咯血、气胸、呼吸功能衰竭,如不能得到及时有效地治疗,也会使结核病患者有生命危险。因此,掌握结核病合并症及并发症的诊断和治疗,给予患者及时有效地处置,可以降低结核病患者的死亡率,挽救患者的生命。为结核病患者后续的内科药物治疗提供可能。

一、结核分枝杆菌/艾滋病病毒与双重感染(TB/HIV)

人体感染结核分枝杆菌(mycobacterium tuberculosis,MTB)后可表现为潜伏结核感染(latent tuberculosis infection,LTBI)和结核病(tuberculosis)两种情况。HIV 感染是结核病发病的独立危险因素,HIV 感染者 LTBI 进展为结核病的风险较 HIV 阴性者显著增加。结核病是 HIV 感染者最常见的机会感染之一,是 HIV 感染者疾病进展的重要影响因素,也是艾滋病患者(包括已接受抗病毒治疗的患者)死亡的重要原因。

结核分枝杆菌感染主要介导细胞性免疫,结核分枝杆菌感染是否存在和消失,主要取决于细胞免疫健全与否。由于 HIV 感染具有破坏免疫系统的能力,使 CD4$^+$T 淋巴细胞即辅助性 T 淋巴细胞数进行性降低,细胞功能降低。因此免疫细胞对结核分枝杆菌抗原应答能力严重受限,HIV 感染就成为导致结核病内源性复燃或外源性再感染的最大危险因素。

TB/HIV 合并感染的诊断相对更为困难,临床表现不典型,合并多种其他机会感染使病情更加复杂,肺外结核病相对更为常见。一项基于尸检研究结果的分析显示,在资源受限地区结核病占成人艾滋病相关疾病死亡的 40%,其中近 50% 在死亡前没有得到诊断。TB/HIV 合并感染的诊治有其特殊性,涉及抗结核和抗 HIV 治疗两个方面,药物不良反应、服药依从性、药物间相互作用等均会影响治疗效果,HIV 感染者结核病治疗成功率也相对较低。

(一) TB/HIV 双重感染的临床特点

1. 合并 HIV 感染的潜伏结核感染(LTBI)者,更易进展为活动性结核病。

在 HIV 阴性健康人群中,LTBI 终身进展为活动性结核病的风险为 5%~10%,且多发生在感染后的 18 个月内;在 HIV 感染者中,LTBI 进展为活动性结核病的风险显著高于 HIV 阴性者,其风险为每年 7%~10%。

2. 临床症状呈非特异性 无 HIV 感染的结核病患者临床常见低热、咳嗽、咳痰、盗汗、潮热等结核中毒症状;而结核病并发 HIV 感染的患者多免疫力低下,常并发有其他细菌、真菌、病毒等的混合感染,导致临床表现缺失特异性;既可以表现为反复高热、严重的咳嗽、咳痰、体重明显下降等全身症状;也可以表现为单一和/或轻微症状,如间断发热或低热、恶心呕吐、乏力、食欲减退、腹泻、体重下降、咳嗽和/或全身淋巴结肿大等轻微症状,甚至不表现任何临床症状,仅常规肺部 CT 扫描检查发现可疑的结核病。

3. **肺外结核常见** HIV 感染的结核患者由于细胞免疫功能降低,改变了结核病的临床特征,因此临床表现不典型,约 25% 伴肺外结核,常见的有:结核性胸膜炎、淋巴结结核、结核性脑膜炎、全身性血行播散性结核。临床时有见到急性结核性心包炎导致的慢性心包皮肤窦道,胸壁寒性脓肿,多发性结核性胸壁脓肿,腕、睾丸结核,甚至肠结核引起的急腹症等。

4. **TB/HIV 结核病的临床表现常与患者的免疫抑制程度相关** 艾滋病患者不论 $CD4^+T$ 淋巴细胞计数为多少均可并发结核分枝杆菌感染。在结核病流行区,部分艾滋病患者在较高的 $CD4^+T$ 淋巴细胞计数时出现结核病,而在结核病发病率较低的地区,患者通常在 HIV 感染的晚期阶段出现结核病。$CD4^+T$ 淋巴细胞计数>250/μl 的艾滋病患者合并的结核病的临床表现与发生于无 HIV 感染的结核病的临床表现类似,病变大多局限于肺部。$CD4^+T$ 淋巴细胞计数<200/μl 患者易发生肺外结核或播散性疾病,当 $CD4^+T$ 淋巴细胞计数<50/μl 时,肺外结核病(结核性胸膜炎、心包炎及脑膜炎)极为常见。

5. **TB/HIV 双重感染患者在治疗过程中可出现免疫重建炎性综合征(immune reconstitution inflammatory syndrome,IRIS)** 合并结核病的艾滋病患者接受抗病毒治疗也被称作抗反转录病毒治疗(anti-retroviral therapy,ART)时,由于其免疫系统对炎症反应能力的加强,在最初的几个月内(通常发生于抗 HIV 病毒治疗后的 1~6 周),其结核病的症状可能加重。艾滋病合并结核病患者中 IRIS 发生的比例为 7%~36%,在 $CD4^+T$ 淋巴细胞计数<50 个/μl 的患者中较为常见。除了发热外,患者可有胸膜浸润或者新结核病灶的出现,同时纵隔淋巴结或外周淋巴结肿大,皮肤或内脏出现结核脓肿、结核性关节炎或骨髓炎等。即使在抗病毒治疗前已经进行了积极的抗结核治疗,仍无法避免结核病 IRIS 的发生,艾滋病患者出现结核病 I-RIS 可使病情加重甚至死亡。

(二) TB/HIV 双重感染的胸部影像学特点

HIV 感染早期的肺结核患者,其影像学表现与未感染 HIV 者的肺结核患者表现差异不大。病灶多位于肺上叶尖后段、下叶背段,可呈双侧浸润,可有空洞形成、肺部纤维化和萎陷。当 HIV 感染使机体免疫功能受到抑制时,尤其 $CD4^+T$ 淋巴细胞计数<200 个/μl 时,X 线摄片或 CT 扫描表现常呈不典型性改变,多见于中下部病变,可为结节状、磨玻璃状、斑片絮片状、粟粒状、纤维条索状、团块肿块状,以及胸膜肥厚、胸腔积液、淋巴结增大等征象,可单一出现或复合出现。胸腔积液、纵隔淋巴结肿大较多见,而空洞、粟粒状改变较少见,往往很难与肺部真菌感染、肺癌的影像鉴别。

(三) TB/HIV 双重感染的诊断

1. **LTBI 的筛查** 根据 WHO 相关指南,HIV 感染者应常规接受 LTBI 筛查,基于对检测效率、成本及检测方法可及性的综合考虑,WHO 建议在高收入国家以及结核病发病率低于 100/10 万的中等偏上收入的国家,结核菌素皮肤试验(mantoux tuberculin skintest,TST)和 γ-干扰素释放试验(interferon-release assays,IGRA)均可用于 HIV 人群 LTBI 的筛查,而在低收入国家并不推荐使用 IGRA 代替 TST 进行 LTBI 的筛查。考虑到 HIV 感染者 LTBI 进展为活动性结核病的风险高这一事实,IGRA 和 TST 检测阳性均应看作是 MTB 感染的有力证据,并应注意排除活动性结核病的可能。HIV 感染者中 LTBI 的筛查人群推荐如下:所有新确诊的 HIV 感染者均应进行 LTBI 筛查;严重免疫抑制的 HIV 感染者 $CD4^+T$ 淋巴细胞计数<200 个/μl),

如 LTBI 筛查阴性而又没有接受结核病预防性治疗,应在启动 ART 后免疫功能得到重建,即 CD4$^+$T 淋巴细胞计数≥200 个/μl 后再次进行 LTBI 筛查;对于反复或正暴露于活动性结核病的 HIV 感染者建议每年均接受 LTBI 筛查。在开始抗病毒治疗前先完成结核强化期的治疗可以减少因免疫重建导致的结核病的发生。

2. 活动性结核病的诊断 HIV/TB 的诊断需要结合临床表现、辅助检查以及影像学检查结果进行综合判断,尤其要注意 HIV 感染者结核病的临床表现以及诊断有其自身特殊性,不能将用于普通人群结核病的常见诊断方法简单地套用在艾滋病合并结核病的诊断中。在进行诊断时,应注意患者的免疫功能状态,因为免疫缺陷程度对患者的临床表现以及诊断方法的敏感度与特异度等方面均存在一定影响,HIV 感染者无论 CD4$^+$T 淋巴细胞计数的高低均可出现结核病。病原检测和病理学检查仍是目前确诊结核病的主要依据。病原学检查方法主要有涂片、培养和核酸检测。涂片和培养是临床诊断结核病的基本方法,也是目前结核病确诊的主要方法;核酸检测主要分为 DNA 检测和 RNA 检测两大类,核酸检测有助于快速诊断,其敏感性高于痰涂片,建议对疑似结核病患者至少进行一次相关临床标本的 MTB 核酸检测。HIV 感染者结核病病理学改变与其免疫状态有关,随着免疫抑制程度的加重,典型结核性肉芽肿可表现为形成不良甚至完全缺乏。TB/HIV 患者常累及淋巴结,淋巴结活检病理学检查及抗酸染色、结核分枝杆菌培养及核酸检测常有助于诊断。需要注意的是,在 AIDS 患者中,一部分抗酸染色阳性的患者是非结核分枝杆菌感染(NTM),确诊需要从血液、淋巴结、骨髓以及其他无菌组织或体液中培养出 NTM 菌,并通过 DNA 探针、高效液相色谱或生化反应进行菌种鉴定。

(四) TB/HIV 双重感染的治疗

TB/HIV 治疗涉及抗 HIV 病毒治疗(ART)和抗结核治疗,其治疗远比单纯 TB 患者复杂,合并感染者治疗的复杂性主要表现为:①抗病毒药物与抗结核药物存在着相互作用,如利福平(RFP)与非核苷类反转录酶抑制剂(NNRTI)或蛋白酶抑制剂(PI)之间的相互作用,影响抗结核和抗病毒疗效。②两种疾病同时治疗可能会降低治疗的依从性,增加药物的不良反应。③两种疾病同时治疗使患者的药物负担增加,不良反应叠加。④ART 是 AIDS 患者主要的治疗措施,合并感染者接受 ART 后患者可能会出现 IRIS,影响和干扰患者相关疾病的诊治。⑤AIDS 合并分枝杆菌感染中很大一部分为 NTM。

1. TB/HIV 双重感染治疗的总原则 只要条件允许应优先考虑抗结核药物治疗,然后再进行抗 HIV 药物治疗。我国 HIV 感染并发结核病的治疗推荐标准为:①当 CD4$^+$T 淋巴细胞<200 个/μl 时,根据情况先进行强化期抗结核药物治疗,2 周之后再开始进行抗 HIV 药物治疗;对于中枢神经系统结核患者,待抗结核药物治疗 4 周后尽快给予 AIDS 患者 ART 治疗。②当 CD4$^+$T 淋巴细胞≥200 个/μl 时,对于病情较轻的患者,可在抗结核药物治疗 2 周后开始进行 ART 治疗。③对于结核感染严重、低体重、低蛋白血症、低血红蛋白、多器官功能障碍等情况的患者,在抗结核药物治疗 8 周后开始进行 ART。④对于中枢神经系统结核患者,在抗结核药物治疗 2~4 周后开始进 ART。⑤HIV 感染并发活动性结核病的妊娠期患者,尽早行 ART,以阻断 HIV 母婴传播途径。⑥并发耐药结核病的 AIDS 患者,在抗结核药物治疗 2~4 周后进行 ART,同时监测药物之间的相互作用。

2. LTBI 的干预性治疗 推荐的 LTBI 干预方案如下:①推荐疗程为 6~9 个月的异烟肼(INH)方案(口服,1 次/日,300mg/次),同时联用维生素 B$_6$(25mg/d)以减少周围神经炎的发生。②可口服利福平(RFP),1 次/日,600mg/次,4 个月;或联用利福布汀 3 个月(具体剂量依据合并用药情况进行调整)。ART 方案只可选择含 EFV 或拉替拉韦(RAL)的方案。需要注意抗病毒药物和抗结核药物之间的相互作用。

3. 活动性结核病抗结核药物治疗　对初治肺结核患者,如果 MTB 对一线抗结核药物敏感,则使用 INH+RFP(或利福布汀)+EMB+PZA 进行 2 个月的强化期治疗,然后使用 INH+RFP(或利福布汀)进行 4 个月的巩固期治疗方案,药物用法和剂量同单一肺结核的治疗,推荐每日服药的治疗方法,辅以医务人员直视下短程督导化疗(DOTS)策略。对于抗结核药物治疗疗效不满意的患者(抗结核药物强化治疗 2 个月后仍有结核中毒表现或 MTB 培养阳性),抗结核治疗方案应延长至 9 个月;对于中枢神经系统结核患者的抗结核药物治疗疗程推荐 9~12 个月甚至更长。

4. 耐多药结核病(MDR-TB)和广泛耐药结核病(XDR-TB)的治疗　应该个体化,结合 MTB 的耐药性、能够获得的抗结核药物种类、病情的严重程度以及合并感染的情况加以综合考虑。

(五) 抗病毒治疗

HIV/AIDS 患者接受的抗病毒治疗也称为高效联合抗反转录病毒治疗(highly active antiretroviral therapy,HAART),俗称"鸡尾酒疗法",现在又称抗反转录病毒治疗(ART)。

(1)抗病毒治疗药物及方案:目前国际上共有 6 大类 30 多种药物(包括复合制剂),分别为核苷类反转录酶抑制剂(nucleoside reversetranscriptase inhibitors,NRTIs)、非核苷类反转录酶抑制剂(non-NRTIs,NNRTIs)、蛋白酶抑制剂(protease inhibitors,PIs)、整合酶链转移抑制剂(integrase strand transfer inhibitors,INSTIs)、膜融合抑制剂(fusion inhibitors,FIs)及 CCR5 抑制剂。国内的 HAART 药物有 NRTIs、NNRTIs、PIs、INSTIs 以及 FIs 5 大类(包含复合制剂)。初治患者推荐方案为 2 种 NRTIs 类骨干药物联合第三类药物治疗。第三类药物可以为 NNRTIs 或者增强型 PIs(含利托那韦或考比司他)或 INSTIs;有条件的患者可以选用复方单片制剂。

抗病毒治疗药物及方案详见《国家免费艾滋病抗病毒药物治疗手册》。

(2)抗结核药物与抗病毒药物的相互作用:利福霉素是短程抗结核治疗方案中的基本药物,但是利福霉素与常用抗 HIV 药物,即 PIs 和 NNRTIs 之间存在相互作用,对肝脏 P450 酶系统的诱导作用导致药物代谢发生改变。在目前临床应用的利福霉素中,RFP 是最强的肝脏 P450 酶诱导剂,利福布汀的诱导作用明显低于 RFP。尽管利福霉素与抗病毒药物存在相互作用,但利福霉素仍需用于接受抗病毒治疗的艾滋病合并结核病患者中。RFP 或利福布汀均可以与核苷类反转录酶抑制剂(NRTIs)合用。利福布汀可以与 PIs 或 NNRTIs(除地拉韦定)合用,但在某些合用方案中利福布汀和抗病毒药物的剂量可能需要进行调整。依非韦伦(其剂量需要增加至 800mg/d)+2 种 NRTIs 的抗病毒方案与 RFP 合用时仍能取得良好的抗病毒疗效。RFP 不能与奈非那韦、沙奎那韦、茚地那韦、阿扎那韦及增强型蛋白酶抑制剂合用。

(六) 免疫重建炎性综合征(IRIS)的治疗

艾滋病患者出现结核病 IRIS 可使病情加重甚至死亡,在开始抗病毒治疗前先完成结核强化期的治疗可以减少因免疫重建导致的结核病的发生。通过有效的抗结核治疗,大部分结核分枝杆菌在强化期被杀灭,不会在抗病毒治疗后因免疫重建而发病。因此,在治疗艾滋病合并结核病时,原则上应首先治疗结核,待患者显示较好的临床治疗效果并完成强化期治疗后,再开始抗病毒治疗并继续巩固期的抗结核治疗。对于某些病例,当医生认为艾滋病对患者的威胁比出现免疫重建结核病的威胁更大时,可提前抗病毒治疗的开始时间(抗结核治疗后2~8周内)。在这种情况下,医生应在抗病毒治疗前密切观察抗结核治疗的临床反应,并且积极处理各种并发症。对于轻度的 IRIS 可使用非甾体类抗炎药物进行治疗,无需调整抗病毒和抗结核治疗方案;对于重度 IRIS 患者可使用泼尼松或甲基泼尼松龙(1mg/kg)进行治疗,1~2周后将激素逐渐减量。

二、咯血

(一) 概述

咯血是指喉部以下呼吸道出血,经口腔咯出的症状。咯血常需与上呼吸道出血及呕血相鉴别。少量咯血经休息等处理后常可自行停止,大部分咯血经药物止血可取得良好效果。如果一次咯血量在300ml 以上,或者24 小时咯血量在500ml 以上,则称之为大咯血。大咯血使血容量急剧减少,可以造成失血性休克;营养不良、体质衰退、老年、咳嗽反射差的患者发生大咯血时易引起血液凝集于气管、支气管而发生窒息,是呼吸系统急症中最常见的死亡原因之一。

(二) 咯血的病因及发病机制

大多数咯血是由于呼吸系统疾病和心血管疾病引起的。引起咯血的疾病主要分为:①肿瘤:支气管肺癌、肺转移瘤、Kaposi 肉瘤;②感染:细菌性肺炎、肺结核、非结核分枝杆菌肺病、病毒感染和寄生虫病;③气道疾病:支气管扩张、支气管炎、肺囊性纤维化;④凝血疾病;⑤系统性疾病:肺肾综合征、韦格纳肉芽肿、微小多动脉炎、系统性红斑狼疮;⑥原发血管疾病:肺动静脉畸形、肺栓塞、肺动脉高压、充血性心力衰竭、二尖瓣狭窄;⑦医源性损伤;⑧其他:异物吸入、子宫内膜异位、淀粉样变、肺隔离症等。咯血是胸部疾病常见的并发症,常对生命构成威胁。在国内,引起咯血最常见的疾病是肺结核,大约有三分之一的肺结核患者一生中可能会出现咯血。

肺的血液供应99%来自肺动脉,主要进行气体交换,只有1%来源于支气管动脉。由于支气管动脉壁更薄、更脆弱,当动脉进入慢性炎症和肿瘤区域时,更易发生血管破裂,临床表现为咯血。90%以上的咯血源于病变区高度扩张充血的支气管动脉,少数源于肺外体循环在肺内形成的侧枝,如锁骨下动脉、腋动脉、肋间动脉和膈动脉等的损害。也有少数咯血来源于肺循环,或同时有两种或多种来源。不同病因及发病机制引起的咯血其临床表现也不相同。炎症或肿瘤破坏病灶处的毛细血管或支气管黏膜,使得毛细血管的通透性增加或黏膜下的血管破裂,这时咯血量一般较小;若病变侵蚀小血管引起血管破溃可出现中等量的咯血;若病变引起小动脉、小静脉瘘或曲张的黏膜下静脉破裂,或存在严重而广泛的毛细血管炎症造成血管的破坏或通透性增加,常表现为大咯血。

(三) 咯血的诊断和鉴别诊断

1. 咯血的诊断 咯血的诊断并不难,对于咯血的病因诊断更为重要。咯血的病因诊断须行胸部 CT 检查,CT 扫描不仅能发现肺部疾病,还能确定出血部位。但咯血患者肺部往往有多个病变,要确定具体出血部位,可行纤维支气管镜检查。纤支镜可以清除气管内积血,同时发现出血部位,但咯血的急性期并不主张常规纤支镜检查,以免刺激患者剧烈咳嗽,造成更大量的出血。当咯血量大需外科手术止血但又不能完全确定出血部位时,才考虑进行纤支镜检查。支气管动脉造影能准确确定出血部位血管。此外,病史的采集、临床各项化验检查如血常规和血型、肝肾功能、肝炎的各项检查以及痰结核菌、普通菌、痰肿瘤细胞的检查对判断患者病因和疾病程度也有帮助。

2. 咯血的鉴别诊断 咯血与上呼吸道出血、消化道出血,三者血液均从口腔流出,临床表现类似,常常难以分清,但三者的治疗方法有所不同,故在开始治疗前应迅速明确出血部位,以免延误治疗时机。咯血与上呼吸道出血鉴别时须先检查口腔与鼻咽部,观察局部有出血灶,鼻出血多自鼻孔流出,常在鼻中隔下方发现出血灶;鼻腔后部出血,尤其是出血量较多,易与咯血混淆。此时由于血液经后鼻孔沿软腭与咽后壁下流,使患者在咽部有异物感,用鼻咽镜检查即可确诊。此外,咯血常常还需要与呕血进行鉴别,其鉴别要点详见表11-1。

表 11-1 咯血与呕血的鉴别要点

分类	咯血	呕血
出血部位	下呼吸道	上消化道
病因	肺结核、支气管扩张、肺癌、肺炎、肺脓肿、心脏病等	消化性溃疡、肝硬化、急性胃黏膜病变、胆道出血、胃癌等
出血前症状	喉部痒感、胸闷、咳嗽、咳痰	上腹部不适、恶心、呕吐等
血液性状	色鲜红、碱性	暗红色、棕色,有时为鲜红色,酸性
黑便	无,咽入较多量血液后,可有	柏油样便,呕血停止后仍可持续数日
出血后痰的性状	咯血后常持续痰中带血数天	无痰

(四)咯血的治疗

咯血最严重的并发症是血块阻塞气道造成的窒息和大量出血引起的出血性休克。一旦咯血,患者应立即转运到能够行气管镜检查、胸部螺旋 CT 检查、血管造影、介入治疗、具有 ICU 病房和外科经验的医疗中心进行救治。大量咯血的患者应尽快行胸部螺旋 CT 检查以确定出血原因和部位。

1. 咯血的生命体征的监测和紧急治疗 大咯血患者应进行严密的生命体征监测,给予患者吸氧,监测患者的血压、呼吸频率、心率、血氧饱和度,观察患者有无意识障碍、有无呼吸急促和呼吸困难。紧急治疗的目的是要保持生命体征平稳和气道通畅,如果大量咯血,引起血压下降,应即刻进行配血、输液,保持血压稳定,必要时输注红细胞。一旦患者出现意识障碍、血氧饱和度下降、二氧化碳潴留,应果断行气管插管,呼吸机支持治疗。插管时应选择粗一些的气管插管,以便清除大气道内积血。机械通气后,可适当应用镇痛、镇静及肌松药物控制血压、减轻患者与呼吸机的对抗,减轻患者烦躁不安,使患者保持安静状态。

2. 咯血的内科保守治疗

(1)一般内科治疗:咯血患者应绝对卧床,如果能确定患者出血部位,应保持患侧卧位,以免血液溢入健侧。如果患者过度烦躁、精神紧张,可应用小剂量镇静剂,但老年患者应用镇静剂易引发意识障碍、呼吸抑制、降低血压,因而对于老年咯血患者应慎用镇静剂。

（2）药物治疗

1）止血药物：①维生素 K：为肝脏合成凝血酶原（因子Ⅱ）的必需物质，还参与因子Ⅶ、Ⅸ、Ⅹ的合成而起到止血作用。用法：肌内注射每次 2～4mg，每日 4～8mg 或口服每次 2～4mg，每日 6～20mg。②酚磺乙胺（止血敏）：能使血小板数量增加，并增强血小板的凝集和黏附力，促进凝血活性物质的释放，缩短凝血时间，加速血块收缩，还可增强毛细血管抵抗力，降低毛细血管通透性，减少血液渗出，从而产生止血作用。用法：口服，每日 0.5～1g，一日 3 次；肌内注射或静脉注射，酚磺乙胺也可与 5% 葡萄糖溶液或生理盐水混合静脉滴注，每次 0.25～0.75g，一日 2～3 次，必要时可根据病情增加剂量。③6-氨基乙酸（EACA）：能抑制纤维蛋白溶解酶的形成，抑制纤维蛋白溶解，达到止血作用。高浓度时，对于纤维蛋白溶酶活性增高所致的出血有良好疗效。用法：4～6g 加入 5% 葡萄糖液 250ml 静脉滴注，每日 1～2 次。④止血芳酸（氨甲苯酸、PAMBA）：有很强的抗纤维蛋白溶解作用，其作用与 6-氨基乙酸相同。0.1～0.3g 加入 5% 葡萄糖液或 0.9% 氯化钠注射液 10～20ml 稀释后缓慢注射，一日最大用量 0.6g。⑤血凝酶（蛇凝血素酶，巴曲酶）：具有类凝血酶样作用及类凝血激酶样作用。其凝血酶样作用能促进出血部位（血管破损部位）的血小板聚集，能促进纤维蛋白原降解生成纤维蛋白，促进在出血部位的血栓形成和止血。其类凝血激酶样作用可加速凝血酶的生成，促进凝血过程。急性出血时，可静脉注射，一次 2ku，5～10 分钟起效，一日总量不超过 8ku，一般用药不超过 3 天。⑥卡巴克络（卡络磺钠）：能降低毛细血管通透性，促进受损毛细血管端回缩血管而止血，增加毛细血管对损伤的抵抗力，常用于毛细血管通透性增加而产生的多种出血。用法：肌内注射，每次 20mg，一日 2 次，静脉滴注：每次 60～80mg。⑦云南白药：对肺结核小量咯血有一定作用，0.2～0.3g 口服，一次不宜超过 0.5g，每隔 4 小时服一次，孕妇忌服。

2）缩血管药物：垂体后叶素内含催产素及加压素，后者能直接收缩小动脉及毛细血管，尤其对内脏血管，可降低肺循环压力，有利于血管破裂处血栓形成而止血。一般以 6～12u 垂体后叶素，加 25% 葡萄糖液 20～40ml，静脉注射。因半衰期短须持续滴注维持止血效果，2～6 小时后可重复静脉注射，或继以 12u 加入葡萄糖液 250～500ml 中静脉滴注。由于垂体后叶素收缩冠状动脉、子宫及肠管平滑肌，因此对高血压、冠心病、心力衰竭、动脉硬化、肺心病、肠结核及孕妇均禁用，注射过快可有恶心、面色苍白、心悸出汗、腹痛、便意等不良反应。

3）扩血管药物：①酚妥拉明：为 α-受体阻滞剂，通过直接扩张血管，使肺血管阻力降低，而达到减轻出血的目的。②硝酸甘油：松弛血管平滑肌，扩张外周静脉，使回心血量减少、肺循环血量减少而达到止血目的。有报道硝酸甘油和垂体后叶素联合应用总有效率 93.3%。可用 5～10mg 加入 5%～10% 葡萄糖液 250～500ml 中静脉滴注，滴速 20～30 滴/分，每日 1 次，连用 3 天。③M 受体阻滞剂：阻滞神经节后末梢释放乙酰胆碱，解除平滑肌痉挛，使腹腔脏器贮血量增加，并使四肢血管便于扩张，从而使淤积在肺部的血液流至四肢及其他部位，因此降低肺血管压力达到止血目的。阿托品 1mg 或山莨菪碱（654-2）10mg 肌内注射、皮下注射，6～8 小时一次。④普鲁卡因：能抑制血管运动神经中枢，兴奋迷走神经，扩张外周血管，减少肺循环血量和降低肺循环的压力而达到止血效果。普鲁卡因（皮试阴性）160mg 加入 10% 葡萄糖 250ml 中以 20～40 滴/分静脉滴注维持。

4）糖皮质激素治疗：肾上腺糖皮质激素能抑制炎症反应、稳定细胞膜、降低体内肝素水平。如经上述治疗效果不佳时，可选泼尼松 30mg/d，或静脉注射氢化可的松 100～300mg/d，见效后减量,使用时间不宜超过 2 周。

3. 支气管动脉栓塞治疗　咯血大部分来自体循环,主要是支气管动脉。对咯血的部位进行支气管动脉造影和支气管动脉栓塞(BAE),已在国内外广泛应用。栓塞支气管动脉,已成为临床采用的控制咯血的有效方法。支气管动脉栓塞大咯血的止血成功率已提高到 91.4%,显著降低大咯血患者的死亡率。支气管动脉栓塞的适应证很广,几乎可用于一切内科控制困难的大咯血。除对造影剂过敏和在造影中见到脊髓动脉显像,要慎重对待,选择非离子型造影剂,几乎没有其他绝对禁忌证。支气管动脉栓塞优点突出,并发症少,可急诊施行,安全可靠。特别是对那些内科止血无效而又不能施行外科手术的患者来说,常常是唯一可行的止血措施。对胸片和 CT,纤维支气管镜检查均为阳性或没有发现出血来源的隐源性咯血的患者,由于支气管动脉栓塞后可立即行支气管动脉造影,集诊断和治疗一次完成,所以对这部分患者尤为适用。

BAE 治疗的适应证、禁忌证及术前准备:

(1)适应证:①急性大咯血,危及生命而不具备手术条件或拒绝手术者;②反复大咯血,内科治疗无效者;③手术治疗后复发者。

(2)禁忌证:①插管禁忌或造影剂过敏者;②严重心功能、肺功能、肝功能、肾功能不全者。

(3)术前准备:所有患者术前均行血常规、血型、交叉配血试验、生化、凝血功能、心电图、胸部 CT 等检查。

4. 大咯血的外科治疗　外科手术一般仅在支气管动脉栓塞治疗不能进行或可能无效时才考虑进行。对于呼吸功能储备不足、两肺广泛弥漫性病变、凝血功能障碍、全身情况差不能耐受手术者,不适合外科手术治疗。尽管手术是唯一永久治疗咯血的方法,但外科手术的术后并发症和死亡率仍较高。因此,多学科综合治疗才是大咯血治疗的发展方向。

三、结核病合并呼吸衰竭

呼吸衰竭是结核病患者最常见的死亡原因,是结核病导致的危急状态,一旦治疗不当,将导致患者死亡,因此肺结核患者合并呼吸衰竭时的诊断和治疗对挽救患者的生命非常重要。

呼吸衰竭是指各种原因引起的肺通气和换气功能严重障碍,以致在静息状态下不能维持足够的气体交换,导致低氧血症(或不伴)高碳酸血症,而引起的一系列病理生理改变和相应的临床表现的综合征。呼吸衰竭的诊断有赖于动脉血气分析,当血气 PaO_2 低于 60mmHg,伴或不伴有 $PaCO_2$ 高于 50mmHg,呼吸衰竭诊断成立。根据 PaO_2 是否升高,可将呼吸衰竭分为低氧血症型(Ⅰ型)和高碳酸血症型(Ⅱ型);根据主要发病机制不同,分为通气性和换气性;根据病变部位的不同,分为中枢性和外周性,根据发病的缓急,分为慢性和急性呼吸衰竭。完整的呼吸过程是由外呼吸、气体运输和内呼吸三个环节来实现的,结核病可以造成各种类型的呼吸衰竭,也可以引起呼吸各环节的障碍而导致呼吸衰竭。

(一)结核病合并呼吸衰竭的病因和发病机制

1. 病因

(1)气道阻塞性病变:喉结核、气管、支气管结核导致气道狭窄、阻塞,气道瘢痕产生,大咯血窒息、严重肺结核患者痰阻窒息,肺通气不足,或伴有通气/血流比例失调,导致低氧和二氧化碳潴留,发生呼吸衰竭。

(2)肺内病变:血行播散性肺结核、干酪性肺炎,严重的浸润性肺结核、慢性纤维空洞型肺结核、损毁肺、肺结核术后均可导致有效呼吸的肺泡面积减少,肺顺应性下降,肺换气功能障碍,导致低氧血症,造成呼吸衰竭。

(3)胸廓和胸膜病变:结核性胸膜炎大量胸腔积液、结核性脓胸胸膜增厚粘连、肺结核导致的气胸,都可导致限制性呼吸功能障碍,肺通气量减少而导致呼吸衰竭。

(4)结核病引起的神经肌肉病变:结核性脑膜脑炎导致患者昏迷,呼吸节律改变、痰阻窒息导致的肺通气功能下降,胸椎结核、严重结核病营养不良、水电解质紊乱而使呼吸肌无力导致呼吸功能障碍。

2. 发病机制　呼吸衰竭的发病机制是肺通气功能、换气功能障碍和通气/血流比例失调。

(1)肺通气功能障碍:正常静息状态下有效通气量约为 4L/min,才能维持正常的肺泡氧分压和二氧化碳分压,当结核病患者呼吸中枢抑制、呼吸肌无力、胸廓畸形、胸膜病变致胸廓顺应性降低,可引起限制性通气障碍;而气道的狭窄、阻塞可导致阻塞性通气不足。

(2)肺弥散功能障碍:气体的弥散速度取决于肺泡膜两侧气体分压差、气体弥散系数、肺泡膜的弥散面积、厚度和通透性。严重的肺结核或肺切除术后所引起的肺水肿、实变、不张可导致患者肺泡膜面积减少、肺泡膜异常增厚,肺弥散功能障碍。一般弥散功能障碍多引起 PaO_2 下降,不会使 PaO_2 增高,因为 CO_2 在水中的溶解度比 O_2 大,故弥散速度快,能较快地弥散入肺泡使血中 CO_2 分压与肺泡 CO_2 取得平衡,只要肺泡通气量正常,则可保持 $PaCO_2$ 正常。

(3)通气血流比例失调:肺结核导致的肺水肿、气肿、肺纤维化、损毁等可导致肺泡通气的严重不均,病变重的部位肺泡通气减少,但血流未减少,流经肺泡的血液未经充分氧合而入肺静脉,类似动-静脉短路,故称功能性分流,又称静脉血掺杂,从而影响换气功能。另外,肺动脉栓塞、弥散性血管内凝血、肺动脉炎、肺动脉收缩等可使部分肺泡血流减少,患处肺泡血流少而通气多,肺泡通气不能充分利用,称为死腔样通气。死腔样通气增多,也会引起呼吸衰竭。

氧耗量的增加也是加重缺氧的原因。重症肺结核患者高热、寒战、呼吸急促,结核性脑膜脑炎患者抽搐都可增加呼吸功,氧耗量增加,肺泡氧分压下降,若伴有严重的肺通气功能障碍,则会出现严重的低氧血症。

(二) 低氧血症和高碳酸血症对机体的影响

1. 对中枢神经系统的影响　脑组织重量仅占全身重量的 2%,而其耗氧量约占全身耗氧量的 $1/5 \sim 1/4$。中枢皮质神经元细胞对缺氧最为敏感,缺氧的程度和发生的急缓可对中枢神经产生不同的影响。如突然中断供应氧气改吸纯氮,20 秒可出现深昏迷和全身抽搐;逐渐降低吸氧的浓度,症状出现缓慢。轻度缺氧可引起注意力不集中、智力减退、定向障碍。随着缺氧的加重,可致烦躁不安、神志恍惚、谵妄,乃至昏迷。缺氧和二氧化碳潴留均会使脑血管扩张,血流阻力减小,血流量增加以代偿之。呼吸衰竭晚期因大量二氧化碳通过血流屏障进入脑脊液,使氢离子浓度增加,导致脑组织酸中毒,发生脑水肿。颅内压增高与缺氧等综合因素,可导致以中枢神经系统功能紊乱为主要表现的综合征,称为肺性脑病。

2. 对循环系统的影响　一定程度的缺氧和 $PaCO_2$ 升高,可以反射性地引起心率加快、心肌收缩力增强,使心排出量增加;缺氧和 CO_2 潴留时,交感神经兴奋,皮肤和腹腔脏器血管收缩,冠状动脉扩张,血流量增加,保证心脏的供血供氧。严重的低氧血症和CO_2潴留可直接抑制心血管中枢,造成心脏活动受抑制,冠状动脉扩张、血压下降、心律失常。急性缺氧可导致心室颤动或心脏骤停;长期慢性缺氧和CO_2潴留可导致肺动脉高压,心肌纤维化、心肌硬化。在呼吸衰竭的发病过程中,缺氧、肺动脉高压、心肌受损等多种病理变化导致肺源性心脏病。

3. 对呼吸系统的影响　缺氧主要通过颈动脉窦和主动脉体化学感受器的反射作用增强呼吸运动,肺通气量加大。PaO_2低于60mmHg时,此反应才明显,但PaO_2低于30mmHg时,缺氧对呼吸系统的兴奋作用减弱,抑制作用增强。$PaCO_2$升高主要作用于中枢化学感受器,使呼吸中枢兴奋,呼吸加深加快。但当$PaCO_2$大于80mmHg时,呼吸中枢受抑制。此时的呼吸运动主要靠动脉血氧分压降低对外周化学感受器的刺激作用得以维持。因此,对这种患者进行氧疗时,如果吸入高浓度氧,由于解除了低氧对呼吸的刺激作用,可致呼吸抑制,应予避免。

4. 对肾功能的影响　低氧和高碳酸血症反射性的通过交感神经使肾血管收缩,肾血流减少,使肾功能受损,严重时可出现肾衰竭,多为功能性肾功能损害,而无肾结构变化,故当呼吸功能好转后,肾功能多可恢复。

5. 对酸碱平衡和电解质的影响　严重缺氧可抑制细胞能量代射的中间过程,如三羧酸循环、氧化磷酸化作用和有关酶的活动。这不但导致能量产生减少,还因产生乳酸和无机磷引起代谢性酸中毒。由于能量不足,体内离子转运的钠泵功能障碍,使细胞内钾离子转移至血液,而钠离子和氢离子进入细胞内,造成细胞内酸中毒和高钾血症。代谢性酸中毒产生的固定酸与缓冲系统中碳酸氢盐起作用,产生碳酸,使组织二氧化碳分压增高。pH取决于碳酸氢盐与碳酸的比值,前者靠肾脏调节(1~3天),而碳酸调节靠肺(数小时)。健康人每天由肺排出碳酸达1.5万mmoL之多,故急性呼吸衰竭时二氧化碳潴留对血液酸碱度的影响十分迅速,其与代谢性酸中毒同时存在时,因严重酸中毒引起血压下降,心律失常,乃至心脏停搏。而慢性呼吸衰竭因二氧化碳潴留发展缓慢,肾减少碳酸氢盐排出,不致使血液酸碱度明显降低。

6. 消化系统的影响　缺氧和二氧化碳潴留还常造成消化系统功能障碍。严重缺氧可使胃壁血管收缩,降低胃黏膜的屏障作用,CO_2潴留可增强胃壁细胞碳酸酐酶活性,使胃酸分泌增加,加之有些患者合并弥散性血管内凝血、休克等,故呼吸衰竭是可出现胃肠黏膜糜烂、坏死、出血与溃疡形成。缺氧还可以直接或间接造成肝细胞的损害、转氨酶升高,随着呼吸衰竭的纠正,肝功能可以恢复正常。

(三) 呼吸衰竭的临床表现和治疗措施

1. 临床表现

(1)呼吸困难:是最早出现的症状。多数患者早期表现为呼吸加深加快,呼吸困难进一步加重时,可出现三凹征,若$PaCO_2$显著升高,患者可由深快呼吸转为浅慢呼吸或潮式呼吸,中枢性呼吸衰竭患者主要表现为呼吸节律的变化。

(2)精神神经症状:急性缺氧可出现精神错乱、躁狂、昏迷、抽搐等症状。慢性呼吸衰竭患者伴CO_2升高时可表现为先兴奋后抑制现象。兴奋症状包括失眠、烦躁、躁动、昼夜颠倒。后期随着$PaCO_2$的升高,可出现神志淡漠、肌肉震颤或扑翼样震颤、间歇抽搐、昏睡、昏迷等。故肺性脑病早期,患者兴奋时,不宜应用镇静药物,以免$PaCO_2$升高,加重肺性脑病。

（3）循环系统表现:呼吸衰竭时,多数患者有心动过速,严重低氧血症可以引起心肌损害,周围循环衰竭、血压下降、心律失常、甚至心搏骤停。CO_2潴留时,外周体表静脉充盈、皮肤充血、多汗,血压升高、因脑血管扩张而引起搏动性头痛。

（4）其他表现:呼吸衰竭时,还可造成肝肾功能的损害,表现为转氨酶升高,血肌酐、尿素氮异常,出现蛋白尿、管型尿。严重低氧血症还可引起消化道黏膜糜烂、溃疡,导致消化道出血,部分患者还可出现腹胀。

2. 治疗措施

（1）保持呼吸道通畅:保持呼吸道通畅是治疗呼吸衰竭最基本、最重要的措施。对于肺结核合并咯血的患者,应鼓励患者将血咯出,咳痰无力的患者应协助患者排痰、给予雾化稀释痰液,以免血、痰阻塞气道,引起肺不张,减少通气量及换气面积,加重呼吸衰竭。对于呼吸衰竭导致肺性脑病的患者,因考虑气管插管,必要时行气管切开以确保呼吸道通畅。

（2）氧疗:通过吸氧来缓解低氧血症的方法即氧疗。低氧血症的患者,氧疗的目标是要使患者的PaO_2达到60mmHg或血氧饱和度（SPO_2）达到90%以上,可采用鼻导管和面罩吸氧,而对于合并PaO_2潴留的患者,应采用低流量吸氧,以免患者氧浓度过高,解除了低氧对呼吸的刺激作用,加重呼吸衰竭。

（3）原发病的治疗:结核病合并呼吸衰竭往往是肺结核患者合并严重的其他细菌、真菌感染,合并休克等原因,在积极治疗肺结核的同时,要控制其他细菌感染,控制真菌感染,纠正休克,这是关乎呼吸衰竭是否可以纠正的关键。

（4）呼吸兴奋剂的使用:呼吸兴奋剂的使用原则:必须保持呼吸道通畅,否则会促发呼吸肌疲劳,并进而加重CO_2的潴留;脑缺氧、水肿未纠正而出现频繁抽搐者慎用;患者的呼吸肌功能基本正常;不可突然停药。主要适用以中枢抑制为主、通气量不足引起的呼吸衰竭,对以肺结核合并肺部感染、肺水肿,肺纤维化等病变引起的肺换气功能障碍为主所导致的呼吸衰竭患者,不宜使用。常用的药物有尼可刹米和洛贝林,大剂量应用呼吸兴奋剂,可导致患者呼吸肌做功增加,呼吸肌疲劳,肺通气量下降,加重呼吸衰竭。

（5）机械通气:机械通气是临床上利用机械辅助通气的方式,达到维持、改善和纠正患者因诸多原因所致的急/慢性重症呼吸衰竭的一种治疗措施。机械通气的作用就是代替控制或改变人的正常生理呼吸,增加肺通气量,改善肺气体交换功能,维持有效的气体交换,纠正低氧血症及急性呼吸性酸中毒,减轻呼吸功消耗,节约心脏储备能力。机械通气一般没有绝对的禁忌证,只有相对禁忌证,包括:肺大疱、张力性气胸或纵隔气肿未经引流者、大咯血或严重误吸引起窒息。

当呼吸衰竭患者出现严重低氧血症、CO_2潴留、肺性脑病、神志不清时,应尽快气管插管,行有创机械通气,在机械通气过程中,应根据患者的临床资料和血气分析调整呼吸机参数,通气过度,会造成呼吸性碱中毒;通气不足,原有的呼吸衰竭不能纠正,反而加重;气道压力过高,可致气压伤,如气胸、纵隔气肿和肺间质气肿;长期应用有创机械通气,可造成呼吸机相关性肺炎。

近年来,无创呼吸机在肺结核合并呼吸衰竭患者中的应用越来越多,无创正压通气是指患者通过鼻罩、口鼻面罩或全面罩等无创性方式将患者与呼吸机连接的进行正压辅助通气,与有创正压通气的根本区别是不建立人工气道。因为无需插管,无创正压通气较有创通气更易为患者接受,呼吸机相关肺炎等与机械通气有关的严重并发症也随之减少。但无创正压通气要求患者具备以下基本条件：①患者清醒能够合作。②血流动力学稳定。③不需要气管插管保护（无误吸、严重消化道出血、气道分泌物过多且排痰不利等情况）；无影响使用鼻（面）罩的面部创伤。④能够耐受鼻（面）罩。近年来，对于慢性呼吸衰竭患者，应用家庭无创通气的病例不断增加。

（6）营养支持，纠正水电平衡紊乱：结核病是慢性消耗性疾病，患者常合并严重的营养不良，长期进食不好，导致低钠、低钾血症。慢性呼吸衰竭患者，高碳酸血症，患者表现为呼吸性酸中毒，代谢性碱中毒，表现为低钾低氯血症，营养不良、电解质紊乱可造成呼吸肌无力，加重通气功能障碍。可给予患者进行静脉或/和胃肠营养支持治疗，根据血电解质情况纠正电解质紊乱。

小结：呼吸衰竭是结核病合并的危重症，治疗得当，患者完全可以恢复，一旦失去治疗时机，会造成多器官功能衰竭甚至死亡，本章就结核病合并呼吸衰竭的常见病因、发病机制、病理生理、临床表现和治疗措施进行总结，旨在更规范地救治此类患者，减少结核病患者的死亡率。

四、自发性气胸

（一）概述

自发性气胸是指因肺部疾病使肺组织和脏层胸膜破裂，或靠近肺表面的肺大疱、细微气肿疱自行破裂，使肺和支气管内空气逸入胸膜腔。多见于青壮年男性或患有慢性支气管炎、肺气肿、肺结核者。本病属胸科急症之一，严重者可危及生命，及时处理可治愈。

自发性气胸可分为原发性和继发性。发生于有基础肺疾病或病因明确者，称为继发性自发性气胸。除此之外则称为原发性自发性气胸。目前自发性气胸的治疗手段已很成熟，然而发病机制尚未完全明确，对其病因学进行研究并加以探讨，有助于为本病的预防和治疗提供部分线索。

（二）自发性气胸的流行病学、病因和发病机制

1. 原发性气胸的流行病学、病因和发病机制　原发性自发性气胸年发病率男性约 7.4/10 万，女性约 1.2/10 万。目前原发性气胸的发病机制尚不能确定，与正常人相比，原发性自发性气胸患者体质量及体脂量指数明显偏低，体型常为瘦长扁平胸。因此，胸廓和肺发育异常引起的生物力学改变，可能是扁平胸青年易发生自发性气胸的一个主要原因。吸烟患者中，常合并胸膜下肺大疱，也是发生气胸的原因之一。非吸烟患者中，α-1 抗胰蛋白酶缺乏者，常合并肺气肿，可能也是自发性气胸发生的原因之一。有报道认为，flcn 基因突变与原发性自发性气胸的发生有关。此外，一些细胞因子也参与了自发性气胸的发病过程。近期研究表明，原发性自发性气胸患者组织中低氧诱导因子 3a 和 caspase-8 表达上调，而 γ-干扰素、白介素 6 和白介素 8 表达下调，提示低氧、炎症和细胞凋亡可能在自发性气胸中起一定作用。

病理改变与小气道非特异性炎症有关。炎症引起纤维组织增生、瘢痕形成，致肺泡内气体集聚，一旦肺泡内压力超过肺间质压力，肺泡破裂，空气经脏层胸膜进入胸膜腔隙，即发生气胸。尽管原发性自发性气胸患者没有明显的肺部疾病，但其胸部 CT 上常有肺气肿样改变。有研究显示，超过 80% 胸部 CT 扫描患者有肺气肿样改变。因此，肺气肿可能是原发性自发性气胸的原因之一。

2. 继发性自发性气胸的流行病学、病因和发病机制　继发性自发性气胸的发生率同原发自发性气胸相近,每年在男性约 6.3/10 万,女性约 2.0/10 万。继发性自发性气胸的主要病因:①气道疾病:包括慢性阻塞性肺部疾病(COPD),囊性纤维化疾病,哮喘持续状态等;②感染性肺部疾病:包括肺结核、肺孢子虫病、坏死性肺炎(由于缺氧、革兰氏阴性菌或葡萄球菌感染引起)等;③间质性肺部疾病:包括结节病、特发性肺纤维变性、组织细胞增生病、淋巴管肌瘤病、结节性硬化症等;④结缔组织病(CTD):包括类风湿关节炎(RA)、强直性脊柱炎(AS)、皮肌炎(DM)、硬皮病(胶原沉着病)、马方综合征、EhlersDanlos 综合征等;⑤肿瘤性疾病:如肉瘤、肺癌;⑥子宫内膜异位症:与月经相关,可导致月经性气胸。

继发性气胸的高峰发病年龄迟于原发自发性气胸,一般为 60~65 岁,与慢性肺部疾病的发病高峰相平行。在慢性阻塞性肺疾病(COPD)患者中,每年继发自发性气胸的发病率大约 26/10 万。慢性阻塞性肺疾病,肺部结构受到严重破坏,肺气肿进展为肺大疱并破裂,是导致继发性气胸的主要原因。一般认为,肺泡破裂的部位发生在肺泡基底部与血管鞘的共同边缘,肺泡和血管鞘之间的压力梯度升高使肺泡破裂。发生肺栓塞时,血栓栓子释放的 5 羟色胺、组胺、缓激肽等物质可引起支气管痉挛,气道阻力增高,肺泡内压增高,血管周围的压力降低,产生的压力梯度在其基底部破裂。支气管哮喘因气道痉挛,亦使肺泡过度膨胀,肺泡内压增高破裂而致气胸。感染性疾病,如金黄色葡萄球菌肺炎、放线菌病、奴卡菌病等,可导致肺组织的坏死和脓肿形成,病变累及或穿破胸膜可引起气胸。存在 HIV 感染的患者自发性气胸的发生率为 2%~6%,而这些患者 80%合并有肺孢子虫感染。

肺结核也是继发性气胸常见的原因。肺结核患者,胸膜下病灶或空洞破入胸腔,结核病灶纤维化或瘢痕化可导致肺气肿或肺大疱破裂。粟粒型肺结核引起自发性气胸的机制包括胸膜下粟粒样结节干酪样变、坏死引起胸膜破裂,或者急性粟粒性播散导致肺气肿样变。

月经性气胸多见于 30~40 岁的女性,常合并有子宫内膜异位症。月经性气胸好发于右肺,通常在月经出现的 72 小时之内发病。子宫内膜异位于膈肌和/或胸膜、肺,在月经周期发生异位子宫内膜的自发性脱落,是月经性自发性气胸形成的主要原因。月经期不均匀的宫缩,促使气体进入宫腔,并经输卵管进入腹腔,而此时附着并闭塞膈肌微孔的异位子宫内膜结节脱落,导致气体进入胸腔而发病。

此外,外伤和医源性的操作、治疗也可导致气胸。常见的医源性气胸多发生在肺或胸膜穿刺活检术后、经锁骨下静脉置管术后及呼吸机治疗后导致的气压伤。

(三) 自发性气胸的病理生理改变

肺大疱或肺气肿患者,在剧烈咳嗽、用力大便、运动和举重物时,肺大疱破裂,气体进入胸膜腔导致气胸的发生,也有部分患者在安静状态下发生气胸。其发生的另一可能机制是当肺泡压力超过肺间质的压力时,破裂肺泡的气体进入间质,反向沿气管血管束进入同侧肺门,最终导致纵隔气肿;如果破裂发生在肺门,气体通过纵隔壁层胸膜进入胸膜腔,导致气胸发生。大量气体逸入胸膜腔及纵隔腔,压迫肺组织、纵隔大血管和气管,亦可造成纵隔向健侧偏移,导致通气量减少,造成低氧血症和二氧化碳潴留,长期气胸可造成胸腔内感染,引起液气胸及脓气胸。

(四) 自发性气胸的诊断与治疗

1. 自发性气胸的分类　按气胸与外界空气的关系,可分为三型:

(1)闭合性(单纯性)气胸:由于肺萎缩或浆液性渗出物使胸膜裂口封闭,不再有空气漏入胸膜腔,闭合性气胸的胸膜腔压力高于大气压,经抽气后,胸膜腔压力可降至负压。

(2)交通性(开放性)气胸:胸膜裂口因粘连或受周围纤维组织固定而持续开放,气体随呼吸自由进出胸膜腔,胸膜腔内压在大气压上下波动,抽气后压力无改变。

(3)张力性(高压性)气胸:胸膜裂口形成单向活瓣,吸气时裂口张开,空气进入胸膜腔,呼气时裂口关闭,气体不能排出,导致胸膜腔积气持续增加,胸膜腔内压迅速升高呈正压,抽气至负压后不能维持,这一类型的气胸如果不及时处理减压,可导致猝死。

2. 自发性气胸的临床表现

(1)症状:轻者可无症状,经过休息和吸氧后胸腔内积气吸收,症状缓解。重者常起病急骤,突发患侧胸痛,呈针刺或刀割样,继而出现气促、呼吸困难、发绀,患者可出现心悸、烦躁、大汗淋漓、四肢厥冷、血压下降、意识障碍等休克症状,抢救不及时可危及生命。

(2)体征:胸腔少量积气时在积气部位呼吸音减低,患侧胸廓饱满,呼吸运动减弱,肋间隙增宽,触觉语颤减弱,叩诊呈过清音,呼吸音减弱或消失。大量积气可有气管和纵隔向健侧移位,气体进入皮下,可产生皮下气肿,有皮下握雪感,听诊有捻发音。如气胸在左侧尚可表现为心脏浊音界不清或消失,心音减弱或消失。

(3)X线表现:气胸的典型X线表现为外凸弧形的细线条形阴影,系肺组织与胸腔内气体的交界线,线内为压缩的肺组织,线外见不到肺纹理,透亮度明显增加。胸部检查见不同程度的肺萎陷和胸膜腔积气,个别患者伴有少量胸腔积液;开放性气胸者胸部检查见患侧胸腔大量积气,肺萎陷,纵隔移向健侧;张力性气胸者胸部检查见胸腔严重积气,肺完全萎陷、纵隔移位,个别有纵隔和皮下气肿。

3. 自发性气胸的诊断和鉴别诊断

(1)自发性气胸的诊断

1)体型瘦长,扁平胸的青壮年男性,或既往有肺部疾病的患者,突发胸痛,进行性呼吸困难,胸片见肺内气胸线,气胸线外无肺纹理,透光度增加。即可考虑自发性气胸可能。

2)CT检查对胸腔内少量气体的诊断较为敏感。对反复发作的气胸、慢性气胸者观察肺边缘是否有造成气胸的病变,如肺大疱、胸膜带状粘连、肺被牵拉、裂口不易闭合等。气胸基本表现为胸膜腔内出现极低密度的气体影,伴有肺组织不同程度的压缩萎缩改变。

3)胸膜腔造影:此方法可以明了胸膜表面的情况,易于明确气胸的病因。当肺压缩面积在30%~40%时行造影为宜,肺大疱表现为肺叶轮廓之内单个或多个囊状低密度影,胸膜裂口表现为冒泡喷雾现象,特别是当患者咳嗽时,由于肺内压增高,此征象更为明显,在局限性气胸和肺大疱的鉴别诊断中更具意义。

4)胸腔镜检查:可以较容易地发现气胸的病因,操作灵活,可达叶间裂、肺尖、肺门,几乎没有盲区。胸腔镜可以观察脏层胸膜有无裂口、胸膜下有无肺大疱及胸腔内有无粘连带。

(2)自发性气胸的鉴别诊断:自发性气胸根据胸部典型的X线特征性表现,结合患者症状、体征及诱因一般不难做出诊断。但有时要与以下疾病进行鉴别:

1)巨型肺大疱:巨型肺大疱起病缓慢,常无突发明显胸痛及气短;大疱腔内透光度增加,有时可见细小条纹状"肺小梁"阴影,血管等间质组织残留阴影,而气胸的腔内无纹理;有时巨型肺大疱周围有压缩性肺不张的致密阴影,而自发性气胸此征象不明显;自发性气胸出现患侧肋膈角的胸腔积液较肺大疱更常见。

2)心内膜下心肌梗死:发生左侧气胸时,心电图可显示QRS额面电轴右移,心前导联QRS波振幅降低,T 波倒置,此时应注意心肌酶的变化及拍摄 X 线胸片,以防误诊为心内膜下心梗。

3)支气管哮喘:支气管哮喘急性发作呈持续状态时,若经积极治疗而病情继续恶化,应考虑是否并发气胸,必要时立即摄胸片,以防止气胸漏诊。也有气胸患者呈哮喘样表现,两肺布满哮鸣音,经抽气减压后,哮鸣音即消失。国内有作者报道:肺结核并发气胸 50 例临床分析中有 10 例以哮喘为主要表现。

4)巨大的肺脓肿:一般起病较气胸缓慢,发生在肺内,无突发呼吸困难,可伴随发热、咳脓痰、白细胞升高等表现。

5)膈疝:胃、结肠及小肠,在较少情况下可穿过膈肌形成疝,患者也可表现为胸痛和呼吸困难等与气胸相类似的表现。通过钡餐检查可区别。

6)急性呼吸窘迫综合征:急性呼吸窘迫综合征接受机械通气的患者,其气胸可能以分成小腔的形式存在于胸膜下或心脏旁而难以发现。此时行胸部 CT 可帮助确诊。

7)纵隔气肿:纵隔气肿患者有明显呼吸困难,胸片在心脏或纵隔边缘可见"双边现象",严重者,面、颈部皮下气肿,局部触诊有握雪感,心前区听诊可闻及蛋壳音。胸部 CT 见纵隔内积气是主要确诊依据。

4. 自发性气胸的治疗　治疗的目的有两个:①排除胸腔内的气体;②减少复发的可能。治疗原则包括卧床休息、吸氧、排气疗法、防止复发及预防并发症等。

(1)卧床休息:在闭合性气胸中肺被压缩 25% 以下,患者常无症状,或轻微气短,不需抽气,卧床休息即可。尽量少说话,使肺活动减少,有利于气体吸收,单纯休息,每日可吸收胸腔内气体容积的 1.25%。

(2)高浓度氧疗:气胸时,吸高浓度氧可使气胸患者的气体吸收率提高 4.2%。其机制是提高血氧分压,使氮分压下降,从而增加胸腔与血液间的氮氧分压差,促使胸腔内的氮气向血液传递(氮-氧交换)加快肺复张。

(3)排气疗法:①胸膜腔穿刺术抽气:适用于闭合性气胸、其他气胸的现场抢救和诊断。方法:用气胸针在患侧锁骨中线第 2 肋间或腋下区第 4、第 5、第 6 肋间于皮肤消毒后直接刺入胸膜腔,随后连接于 50ml 或 100ml 注射器或人工气胸机辅助抽气并测压,直到患者呼吸困难缓解为止。每次抽气 800~1 000ml,或使胸膜腔内压在-2~4cmH$_2$O 为宜,隔日 1 次。有些患者抽气量已达 1 000ml,但无任何不适主诉,可继续谨慎抽气。当抽气达 4 000ml,且没有任何抵抗感,应考虑肺未扩张,此时应选择其他治疗方法。常见并发症有抽气不慎时可刺破肺泡或肺大疱而加重气胸。本法简便,无需特殊设备和仪器。②胸腔闭式引流术:当肺压缩在 50% 以上,或胸腔穿刺抽气失败后,可采用本方法。a. 定位:通常在患侧锁骨中线第 2 肋间插入引流管,局限性气胸或胸膜粘连者,应在 X 线透视下定位后插管。选择质软、刺激性小、外径细、内径大的硅胶管作为引流管,用套管针插入胸膜腔,拔除针芯,插入硅胶管,或局部麻醉后切开皮肤,用血管钳分离软组织,将引流管插入胸膜腔。b. 引流类型:第一种方法,水封瓶正压引流法。将引流瓶连接单瓶水封正压连续排气装置,即水封瓶内的玻璃管一端置入水下面 1~2cm,患者呼气时胸膜腔内正压,只要高于体外大气压 1~2cmH$_2$O,就有气体排出。本法适用于各类型气胸,尤其是张力性气胸。本方法平均 4 天(3~6 天)可取得成功。第二种方法,持续负压引流法。本法使肺组织复张所需的时间短,开放性气胸及肺气肿并发气胸者效果较好。压力以调节管插入水中的深度表示,初为 5cmH$_2$O,以后可用 8~12cmH$_2$O。过早、过大的负压,会使肺破口重新张开,或发生复张后肺水肿。待肺完全张开后,水封瓶内的液面波动消失,肺呼吸音恢复,可夹闭引流管24小时,拍呼气相胸片,证实气胸已经消失再拔管。治疗中,若引流管显示水封瓶液面波动突然消失,患者气促加重,并出现皮下气肿,提示导管阻塞,须重新换管。胸腔闭式引流的不良反应包括:疼痛、皮下气肿和纵隔气肿、胸腔感染、置管位置不当、出血、低血压以及复张性肺水肿。

(4)纵隔及皮下气肿的治疗:少数自发性气胸的患者,尤其是高压性气胸时,胸膜腔内的气体可穿破胸膜反折部进入纵隔而造成纵隔气肿,并可进一步发展成颈、胸部皮下气肿,轻者不必特殊处理,给予氧气吸入并严密观察。重者气体明显压迫心脏,憋气明显者,可在胸骨上凹处切开,直达上纵隔放出气体。破口较大时,需开胸手术修补。纵隔气肿消失后,皮下气肿一般也逐渐消退。

(5)胸膜粘连术:继发性自发性气胸的复发率与原发性自发性气胸相近,大约39%~47%。为减少复发,在肋间插管引流至肺复张时,可用硬化剂使胸膜粘连,硬化剂包括米帕林、滑石粉、自身血液、四环素、硝酸银等。滑石粉为使用最早、疗效肯定的传统治疗方法。目前以在胸腔镜直视下喷洒滑石粉效果最佳。常见的不良反应有胸痛和发热,胸痛较为剧烈,为滑石粉刺激胸膜所致,大多在2~4天消失。近年也有报道:使用高糖溶液胸腔内注射,取得了良好的效果。

(6)外科手术治疗:内科保守治疗无效,心、肺功能尚好,有手术条件者,可行手术治疗。手术也可通过电视辅助胸腔镜进行,微创性手术技术不但能进行肺大疱修补,也能进行肺叶切除。术后应常规抗感染治疗。如有肺结核,应予抗结核治疗。手术适应证为:①复发性气胸特别是合并胸腔感染者,最好有效控制感染后进行;②张力性气胸闭式引流失败者;③长期漏气致肺不张者或胸膜增厚致肺膨胀不全者;④大量血气胸;⑤双侧气胸或一侧气胸,且对侧有气胸史者;⑥气胸侧合并明显肺大疱者;⑦特殊性气胸如月经伴随气胸等。

（五）自发性气胸的预后

继发性自发性气胸的复发率与原发性自发性气胸相近,大约39%~47%。最近研究表明,年龄是原发性自发性气胸复发的独立危险因素,大多数在第一次气胸后3年内复发,而在40岁后复发危险性降低,因此对于年轻人在相当长的一段时间里存在复发风险,故在首次气胸后采取预防措施获益要比年龄大的患者多。预防复发的干预措施:当肺复张完全时,经胸管将胸膜粘连剂注入治疗后的复发率为8%~25%,它显著高于外科手术后的发生率。采用电视胸腔镜手术或开胸手术(腋下小切口)直视下切除胸膜下肺大疱,行机械的胸膜摩擦、胸膜电灼或注入高糖或滑石粉等治疗可将气胸的复发率降至3%左右。胸腔镜手术较开胸手术而言,两者术后复发率上差异无统计学意义,但在住院时间的长短以及围术期的疼痛等方面有明显优势。手术相关的并发症方面,继发性气胸要明显高于原发性气胸。艾滋病患者出现气胸是HIV感染的终末期表现之一,预后不良。在发生气胸后的3个月到6个月之内,大多患者死于艾滋病相关并发症,因此气胸的治疗需考虑其潜在的预后。

参考文献

1. 刘同伦.实用结核病学.沈阳:辽宁科学技术出版社,1987.

2. Word H A,Marciniuk D D,Pahwa P,et al.Extent of pulmonary tuberculosis in patient diagnosed by active compared to passive case finding.Int J tuberc Lung Dis,2004,8(5):593-597.

3. 严碧涯,端木宏谨.结核病学.北京:北京出版社,2003.

4. 王陇德.结核病防治.北京:中国协和医科大学出版社,2004.

5. 中华医学会结核病学分会.中国结核病分类法.中华结核和呼吸杂志,1998,21:716-717.

6. 谢宝屿.胸部 X 线诊断基础.2 版.北京:人民卫生出版社,2000.

7. 潘纪成,陈起航,刘甫庚.肺部高分辨率 CT.北京:中国纺织出版社,1995.

8. Im JG,Webb wr,Han MC,et al.Apical opacity associated with pulmonary tuberculosis:High-resolution CT findings.Radiology,1991,178:727.

9. 王绍武,李铁一.CT 对肺结核诊断价值的研究.中华放射学杂志,1991,25:275-279.

10. Woodring JH,Vandivieye HM,Fried AM,et al.The radiographic features of pulmonary tuberculosis.AJR, 1986,146:497.

11. Siegelman SS.Computed tomograrhy of the chest:CT of pulmonary tuberculosis.Churchill Living stone.New Yord,1984,175-211.

12. Moon WK,Im JG,Yeon KM,et al.Mediastinal tuberculous lymphadenitis:CT findings of active and in active disease.AJR,1998,170:715-718.

13. 吕平欣,周新华,谢汝明,等.成人原发型肺结核的 CT 表现.中华放射学杂志,2004,38:15-19.

14. 谢汝明,周新华,陈辉.老年急性粟粒性肺结核影像特点-附 33 例分析.实用放射学杂志,1998,14: 725-727.

15. Oh YW,Kim YH,Lee NJ.High-resolution CT appearance of military tuberculosis.J Comput Assist Tomogr, 1994,18:862-866.

16. Im JG,Itoh H,Shim YS,et al.Pulmonary tuberculosis:CT findings early active disease and sequential changes with antituberculous therapy.Radiology,1993,186:653-660.

17. ATS/CDC/IDSA.Treatment of tuberculosis.Am J Respir Crit Care Med,2003,167:603-662.

18. 肖和平.菌阴肺结核在结核病控制中的重要性.中华结核和呼吸杂志,2005,28(10):665-666.

19. 屠德华.痰涂片阴性肺结核流行病学意义的评价.中华结核和呼吸杂志,2005,28(10):670-671.

20. 马玙.菌阴肺结核的治疗.中华结核和呼吸杂志,2005,28(10):678-679.

21. Lee CH,Kim WJ,Yoo CG,et al.Response to empirical anti-tuberculosis treatment in patients with sputum smear-negative presumptive pulmonary tuberculosis.Respiration,2005,72(4):369-374.

22. Loh LC,Abdul Samah SZ,Zainudin A,et al.Pulmonary disease empirically treated as tubrculosis—a retro-spective study of 107 cases.Med J Malaysia,2005,60(1):62-70.

23. Aris EA,Bakari M,Chonde TM,et al.Diagnosis of tuberculosis in sputum negative patients in Dares Sa-laam.East Afr Med J,1999,76(11):630-634.

24. Anglaret X,Saba J,Perronne C,et al.Empiric anti-tuberculosis treatment for earlier diagnosis and treatment

of tuberculosis.Tuber Lung Dis,1994,75:334-340.

25. 尹文,王肖.社区获得性肺炎抗感染药物的应用策略.临床误诊误治,2013,26(5):6-8.

26. 周前选,王婷,王雷,等.三种方法联合检测对菌阴肺结核的诊断价值分析.湖南师范大学学报(医学版),2018,15(4):72-75.

27. 江载芳.实用小儿呼吸病学.北京:人民卫生出版社,2010.

28. 江载芳,易著文.实用小儿结核病学.北京:人民卫生出版社,2007.

29. 李惠民,赵顺英.儿童肺结核诊断进展.中国防痨杂志,2018,40(3):259-262.

30. World Health Organization.Global tuberculosis report 2017.Geneva:World Health Organization,2017.

31. 成诗明,周林,赵顺英,等.中国儿童结核病防治手册.北京:人民卫生出版社,2018.

32. Goussard P,Gie R.The role of bronchoscopy in the diagnosis and management of pediatric pulmonary tuberculosis. Expert Rev Respir Med,2014,8(1):101-109.

33. Graham SM,Cuevas LE,Jean-Philippe P,et al.Clinical Case Definitions for Classification of Intrathoracic Tuberculosis in Children:An Update.Clin Infect Dis,2015,61(3):179-187.

34. Goussard P,Gie RP,Kling S,et al.Bronchoscopic assessment of airway involvement in children presenting with clinically significant airway obstruction due to tuberculosis.Pediatr Pulmonol,2013,48(10):1000-1007.

35. CStarke JR,Committee On Infectious Diseases.Interferon-γ release assays for diagnosis of tuberculosis infection and disease in children.Pediatrics,2014,134(6):e1763-e1773.

36. WHO Guidelines Approved by the Guidelines Review Committee.Guidance for National Tuberculosis Programmes on the Management of Tuberculosis in Children.2nd ed.Geneva:World Health Organization,2014.

37. Detjen AK,DiNardo AR,Leyden J,et al.Xpert MTB/RFP assay for the diagnosis of pulmonary tuberculosis in children:a systematic review and meta-analysis.Lancet Respir Med,2015,3(6):451-461.

38. Perez-Velez CM, Roya-Pabon CL, Marais BJ. A systematic approach to diagnosing intra-thoracic tuberculosis in children.J Infect,2017,74(1):74-83.

39. 陈新谦,金有豫,汤光.新编药物学.16版.北京:人民卫生出版社,2007.

40. 中华人民共和国卫生部医政司.常用耳毒性药物临床使用规范.北京:华夏出版社,1999.

41. 曾正国.现代实用结核病学.北京:科学技术文献出版社,2003.

42. Daphne yee,Chantal Valiquette,Marthe Pelletier,et al.Incidence of Serious Side effects from first-line anti-tuberculosis drugs among patients treated for active tuberculosis. Am J Respir Crit Care Med, 2003, 167(11):1472-1477.

43. 中华结核呼吸杂志编委会.抗结核药物引起的毒副作用综合报告.中华结核呼吸杂志,1998,21:40-43.

44. 中华人民共和国卫生部.药品不良反应报告和监测管理办法[EB/OL](2011-05-04)[2016-04-17]http//www.sds.gov.cn/WSO1/CL0053/62621.html.

45. Javadi MR,Shalviri G,Gholami K,et al.Advervse reactions of anti-tuberculosis drugs in hospitalized patients:incidence,severity and risk factors.Pharmacoepidemiol Drug Saf,2007,16(10):1104-1110.

46. 丁守华,谢靖,刘林飞,等.抗结核板式组合药物不良反应影响因素研究.江苏预防医学,2013,24(3):11-12.

47. 夏愔愔,詹思延.国内抗结核药物不良反应发生率的综合分析.中华结核和呼吸杂志,2007,30(6):419-423.

48. 蒋博峰,马晨晨,陈阳贵,等.抗结核药物不良反应发生率及其影响因素分析.中华疾病控制杂志,2017,21(2):160-163.

49. 肖东楼,马屿,朱莉贞.抗结核药品不良反应诊疗手册.北京:人民卫生出版社,2009.

50. 中华医学会感染病学分会艾滋病学组.中华医学会热带病与寄生虫学分会艾滋病学组 HIV 合并结

核分枝杆菌感染诊治专家共识.中华临床感染病杂志,2017,10(2):81-90.

51. 沈银忠,卢洪洲.艾滋病合并结核病诊治现状.中国实用内科杂志,2015,35(8):671-674.

52. Lei Gao,Feng Zhou,XiangWei Li,et al.HIV/TB Co-Infection in Mainland China:A Meta-Analysis.PLoS ONE,2010,5(5):e10736.

53. 刘宇红.WHO 2014 年版《耐药结核病规划管理指南伙伴手册》解读之十一.中国防痨杂志,2015,37(8)897-898.

54. Would Health Organization.Global tuberculosis report 2014.WHO/HTM/TB/2014.08.Geneva:World Health Organization,2014.

55. Chen J,Zhang R,Wang J,et al.Interferon-gamma release assays for the diagnosis of active tuberculosis in HIVinfected patients:a systematic review and Meta-analysis.PloS One,2011,6(11):e26827.

56. 吴芳妮,黎友伦.GeneXpert MTB/RFP 在 HIV 感染者中诊断结核感染效能的 Meta 分析.中国防痨杂志,2017,39(31):269-276.

57. 张丽霞,谢祎,孙明.GeneXpert MTB/RFP 检测技术在艾滋病合并肺结核双重感染中的诊断价值.中华检验医学杂志,2016,39(1):53-54.

58. 陈莉贞,姚鹏,李兰娟.GeneXpert MTB/RFP 检测技术在艾滋病合并肺结核双重感染中的诊断价值.中华临床感染病杂志,2015,8(3):269-271.

59. Centers for Disease Control and Prevention.Updated guidelines for the use of nucleic acid amplification tests in the diagnosis of tuberculosis.MMWR Morb Mortal Wkly Rep,2009,58(1):7-10.

60. Chen J,Sun J,Zhang R,et al.T-SPOT.TB in the diagnosis of active tuberculosis among HIV-infected patients with advanced immunodeficiency.AIDS Res Hum Retroviruses,2011,27(3):289-294.

61. 刘惠,闻颖.艾滋病患者和 HIV 感染者中结核潜伏性感染的诊断与预防性治疗.中国防痨杂志,2016,38(1):57-60.

62. 李生炉.结核病合并艾滋病患者的临床特征浅析.世界临床医学,2016,10(19):26-27.

63. 邓国防,周泱.浅谈 HIV 感染并发结核病患者的诊治问题.结核病与肺部健康杂志,2017,6(1):16-20.

64. 沈银忠.艾滋病合并结核病患者的抗结核治疗.上海医药,2009,30(1):8-10.

65. 中华医学会感染病学分会艾滋病丙型肝炎学组,中国疾病预防控制中心.中国艾滋病诊疗指南(2018 版).新发传染病电子杂志,2019,4(2):65-84.

66. 陈文彬,潘祥林.诊断学.北京:人民卫生出版社,2006.

67. 陈新谦,金有豫,汤光.新编药物学.15 版.北京:人民卫生出版社,2004.

68. Harald Ittrich,Maximilian Bockhorn,Hans Klose,et al.The Diagnosis and Treatment of Hemoptysis.Dtsch Arztebl Int,2017,114:371-381.

69. 周辛姝.肺结核咯血的发病机制及治疗.中国医药指南,2012,10(10):463-464.

70. 杨鲸蓉,曾志勇,吴波.咯血的诊断与治疗进展.临床肺科杂志,2016,21(6):1117-1120.

71. 金周德,王贺.硝普钠与垂体后叶素联合治疗肺结核顽固性咯血疗效观察.中国防痨杂志,2006;28(1):42-42.

72. Ananya Panda,Ashu Seith Bhalla,Ankur Goyal.Bronchial artery embolization in hemoptysis:a systematic review.Diagn Interv Radiol,2017,23:307-317.

73. 冯经华,文星,尹凤鸣,等.支气管动脉栓塞治疗肺结核患者支气管动脉大咯血 26 例分析.中国防痨杂志,2013,35(12):1031-1033.

74. 程钢.咯血的介入治疗.中国防痨杂志,2003,25:30-31.

75. 刘海日,田为中,张大忠,等.肺结核大咯血选择性动脉造影和栓塞治疗.中华结核和呼吸杂志,2013,36(2):134-136.

76. Hakan Kiral,Serdar Evman,Cagatay Tezel,et al.Pulmonary Resection in the Treatment of Life-Threatening Hemoptysis.Ann Thorac Cardiovasc Surg,2015,21:125-131.

77. 韦永忠,韦鸣,廖勇,等.40 例肺结核大咯血急诊外科治疗.中国防痨杂志,2011,33(6):389-391.

78. 叶任高,陆再英.内科学.北京:人民卫生出版社,2005.

79. 张静,席修明,韩芬,等.住院肺结核患者合并急性呼吸窘迫综合征的多因素分析.中国防痨杂志,2008,30(5):434-438.

80. Y.J.Kim,K.M.Pack.E Jeong,et al.Pulmonary tuberculosis with acute respiratory failure.Eur Respir J,2008,32:1625-1630.

81. Penner C,Roberts D,Kunimoto D,et al.Tuberculosis as a primary cause of respiratory failure requiring mechanical ventilation.Am J Respir Crit Care Med,1995,151(3):867-872.

82. Jia Yih Feng,Wei-juingu,Yu-chi chiu,et al.Initial Presentations Predict Mortality in Pulmonary Tuberculosis Patients-A Prospective Observational Study.Plos One,2011,6(9):e23715.

83. Zhang J,Handorfc.Miliary tuberculosis presenting as acute respiratory distress syndrome,septic shock,DIC,and multiorgan failure.Tenn Med,2004,97(4):164-166.

84. Denise R Silva,Diego M Menegotto,Luis F Schulz,et al.Mortality among patients with tuberculosis requiring intensive care:a retrospective cohort study.BMC Infect Dis,2010,10:54.

85. Kim YJ,Pack KM,Jeong E,et al.Pulmonary tuberculosis with acute respiratory failure.Eur Respir J,2008,32(6):1625-1630.

86. 陈志宏,李德宪,胡丽珍.有创机械通气治疗肺结核合并呼吸衰竭的并发症及对策.实用医学杂志,2011,27(13):2407-2410.

87. Martí S,Pallero M,Ferrer J,et al.Predictors of mortality in chest wall disease treated with noninvasive home mechanical ventilation.Respir Med,2010,104(12):1843-1849.

88. 叶任高,陆再英.内科学.6 版.北京:人民卫生出版社,2004.

89. 韩瑞超,周敏,郭雪君.自发性气胸的病因学研究进展.国际呼吸杂志,2012,32(14):1109-1111.

90. 冯伟荣,白晓鸣.自发性气胸的研究进展.实用医技杂志,2016,23(1):48-51.

91. 曹瑛.肺结核患者并发自发性气胸 98 例分析.中国防痨杂志,2008,30(5):467-468.

92. 肖佐才,杨利华.月经性自发性气胸八例.中华结核和呼吸杂志,2014,27(8):574-575.

93. T Ismall,MF Ansha,SH How,et al.A survey on the Initial Management of Spontaneous Pneumothorax.Med J Malaysia,2010,65(3):180-184.

94. Hany Elsayed,Will Kent,MC Shane,et al.Treatment of pneumothoraces at a tertiary centre:are we following the current guidelines? Interactive CardioVascular and Thoracic Surgery,2011,12:430-434.

95. Tsuboshima K,Wakahara T,Matoba Y,et al.Injection of High Concentration Glucose Solution for Pleural Coating Reduces Postoperative Recurrence of Spontaneous Pneumothorax:A Short-term Retrospective Study.Kyobu Geka,2017,70(12):980-984.

96. V Joshi,B Kirmani,J Zacharias.Thoracotomy versus VATS:is there an optimal approach to treating pneumothorax? Ann R Coll Surg Engl,2013,95(1):61-64.

缩略语

MGIT	分枝杆菌液体分离培养生长指示系统
PANTA	抑菌剂
OADC	药敏营养添加剂
DR	直接数字化 X 射线摄影系统
MPR	多层面重建技术
PPD	结核菌纯蛋白衍生物
TST	结核菌素皮肤试验
IGRA	γ-干扰素释放试验
CEA	肿瘤标记物癌胚抗原
S-ACE	血清血管紧张素转换酶
GPA	肉芽肿性血管炎
ADA	腺苷脱氨酶
BCG	卡介苗
LDH	乳酸脱氢酶
PCR	聚合酶链式反应
DNA	脱氧核糖核酸
RNA	核糖核酸
CRP	C 反应蛋白
G 试验	$1,3-\beta-D$ 葡聚糖检测
GM 试验	半乳糖甘露醇聚糖抗原检测
INH,H	异烟肼
RFP,R	利福平
PZA,Z	吡嗪酰胺
EMB,E	乙胺丁醇
SM,S	链霉素
Pto	丙硫异烟胺
FQs	氟喹诺酮类药物
Am	阿米卡星
LZD	利奈唑胺
FDC	固定剂量复合制剂
ALT	谷丙转氨酶

TBIL	总胆红素
HIV	艾滋病病毒
AIDS	艾滋病
TB/HIV	结核分枝杆菌/艾滋病病毒双重感染
MTB	结核分枝杆菌
LTBI	结核分枝杆菌潜伏感染
IRIS	免疫重建炎性综合征
NTM	非结核分枝杆菌感染
NNRTI	非核苷类反转录酶抑制剂
PI	蛋白酶抑制剂
ART	抗病毒治疗
PaO_2	动脉血氧分压
$PaCO_2$	动脉血二氧化碳分压
COPD	慢性阻塞性肺部疾病

53检